U0111696

大展好書　好書大展
品嚐好書　冠群可期

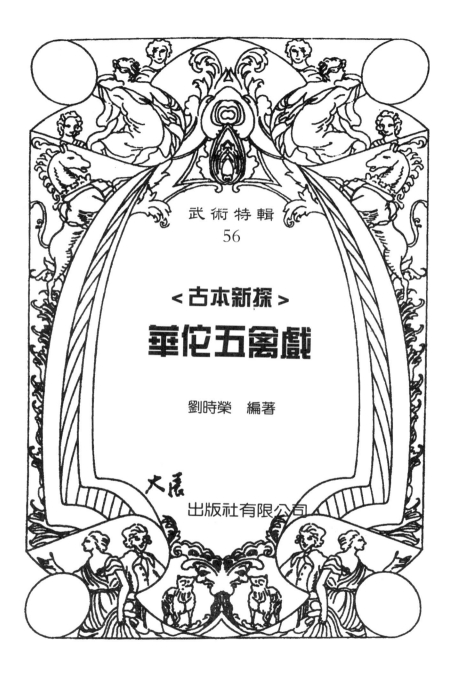

武術特輯
56

<古本新探>

華佗五禽戲

劉時榮　編著

大展

出版社有限公司

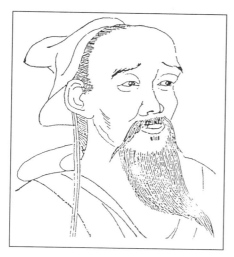

華佗像

華佗，別名旉，字元化，沛國譙郡（今安徽省亳州市人），生於公元 141 年，卒於 207 年（即東漢至三國時期）

百骸导引貴乎動

蔡龍雲

蔡龍雲（原中國武術協會副主席、中國武術研究院副院長）為本書題詞

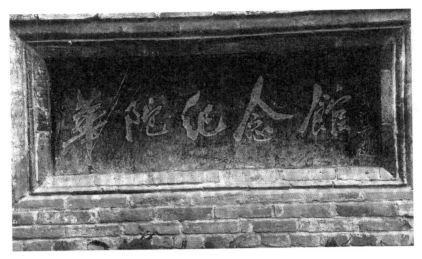

華佗紀念館（郭沫若題字）

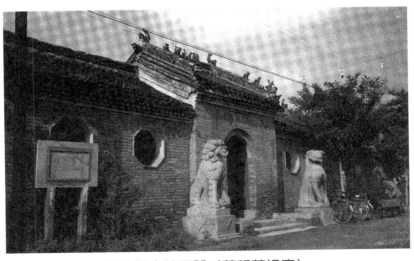

華佗紀念館正門（舊稱華祖廟）

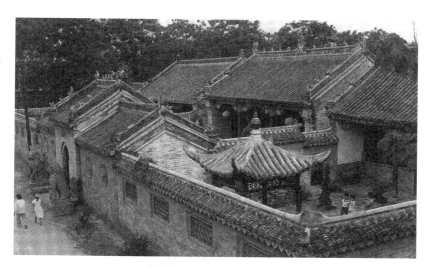

華佗紀念館院落一角

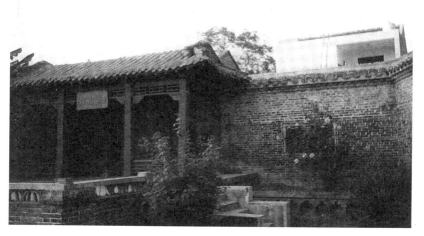

華佗紀念館五禽戲壇

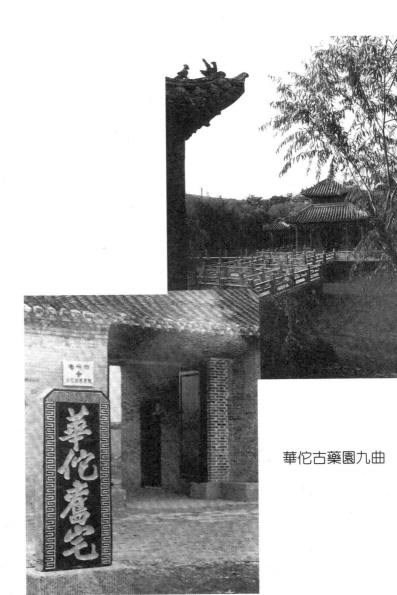

華佗古藥園九曲

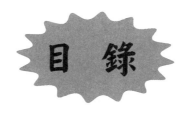

目　錄

序 …………………………………………………………… 9

編寫說明 ………………………………………………… 11

一、練功要領 …………………………………………… 15

　（一）全身放鬆 ………………………………………… 15

　（二）動靜結合 ………………………………………… 15

　（三）意氣合一 ………………………………………… 16

　（四）呼吸自然 ………………………………………… 16

　（五）動作圓活 ………………………………………… 17

　（六）姿勢端正 ………………………………………… 18

　（七）堅持鍛鍊循序漸進 …………………………… 18

　（八）持之以恆 ………………………………………… 19

二、五禽戲動作及特點 ……………………………… 21

　（一）虎 ………………………………………………… 21

　（二）鹿 ………………………………………………… 22

（三）猿 ⋯⋯⋯⋯⋯⋯⋯⋯⋯⋯⋯⋯ 23

（四）熊 ⋯⋯⋯⋯⋯⋯⋯⋯⋯⋯⋯⋯ 24

（五）鳥 ⋯⋯⋯⋯⋯⋯⋯⋯⋯⋯⋯⋯ 25

三、華佗五禽戲基本動作要求 ⋯⋯⋯⋯⋯ 27

（一）禽型 ⋯⋯⋯⋯⋯⋯⋯⋯⋯⋯⋯⋯ 27

（二）手型 ⋯⋯⋯⋯⋯⋯⋯⋯⋯⋯⋯⋯ 30

（三）步型 ⋯⋯⋯⋯⋯⋯⋯⋯⋯⋯⋯⋯ 32

（四）身型 ⋯⋯⋯⋯⋯⋯⋯⋯⋯⋯⋯⋯ 34

四、華佗五禽戲套路名稱 ⋯⋯⋯⋯⋯⋯⋯ 37

五、華佗五禽戲圖解及動作說明 ⋯⋯⋯⋯ 41

（一）虎戲 ⋯⋯⋯⋯⋯⋯⋯⋯⋯⋯⋯⋯ 41

（二）鹿戲 ⋯⋯⋯⋯⋯⋯⋯⋯⋯⋯⋯⋯ 56

（三）猿戲 ⋯⋯⋯⋯⋯⋯⋯⋯⋯⋯⋯⋯ 66

（四）熊戲 ⋯⋯⋯⋯⋯⋯⋯⋯⋯⋯⋯⋯ 76

（五）鳥戲 ⋯⋯⋯⋯⋯⋯⋯⋯⋯⋯⋯⋯ 89

附 錄 ⋯⋯⋯⋯⋯⋯⋯⋯⋯⋯⋯⋯⋯⋯⋯ 100

一、華佗五禽戲動作線路示意圖 ⋯⋯⋯ 100

二、五禽與五行屬性關係歸類 ⋯⋯⋯ 102

後 記 ⋯⋯⋯⋯⋯⋯⋯⋯⋯⋯⋯⋯⋯⋯⋯ 103

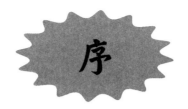

序

　　自古以來，中國的文人學者和有識之士，對歷史事件所記載的宏篇巨著，不斷地進行著學術性的研究、探討。從而在歷史與時代的演進中，各種文化得以拓展和深化，獲得新的價值。劉時榮先生整編的《古本新探華佗五禽戲》一書的意義，也就在於此吧！

　　亳州華佗，東漢時期傑出的醫藥學家，一生不慕虛榮，精研岐黃、青囊濟世，千古蒙麻，世稱神醫。《三國志‧華佗傳》載其：「曉養性之術，時人以爲年且百歲，而貌有壯容。」華佗養生有術，是在繼承和發展古代「導引之事」的基礎上，根據中醫的陰陽五行、臟腑、經絡、氣血運行的理論，觀察多種祥禽異獸的活動姿態和特性，選以虎猛、鹿敏、熊穩、猿智、鳥和的特徵而創編了《五禽戲》。華佗向其弟子說，五禽戲「亦以除疾，並利蹄足，以當導引」。說明五禽戲有療疾、健身的雙重功效，開創了我國體育醫療的先河！千餘年來，廣爲承傳，流派衍生。

　　劉時榮先生，華佗故里人，自幼受鄉土文化薰陶，

酷愛武術，尤喜五禽戲。爲使「五禽戲」發揚光大，前不久編輯出版了《華佗五禽劍》一書，今又深入地對「五禽戲」的內涵進行探討，遵循古本原貌，參考歷史論證，汲取諸流派精華，科學實踐，整理出這本《古本新探華佗五禽戲》。

　　《古本新探華佗五禽戲》是在華佗養生理論基礎上，運用內在調息的功法，融入了螺旋功、纏絲勁、混元體等，並在形體動作中進一步深化。如形態中的剛猛與柔和，動作上的簡繁和難易，特別是在寫照中傳神，在傳神的妙境中，演練者得以意力的昇華。此書將五禽戲編成每禽八勢，五禽五組，全套路四十勢。連續一次演練完成，達到形、意爲一體的要求。經反覆研練實踐證明，能進一步地發揮五禽戲內在應有的養生保健的巨大效應。

　　劉時榮先生又一次對神醫華佗五禽戲的深入探討進而發揮其新意，是對人民健康之道的新貢獻！「藝無止境」，千古名言。我想，劉時榮先生正在等待著專家和同道們閱覽此書之後，所給予的珍貴的指正意見，以期再上一層樓。

安徽亳州華佗紀念館名譽館長　　顏　語

編寫說明

　　我國東漢時期大醫學家華佗，根據長期青囊濟世的經驗，提出了「防重於治」「生命在於運動」的主張。據《後漢書·華佗傳》載：「佗語普曰：人體欲得勞動，但不當使極耳，動搖則穀氣得消，血脈流通，病不得生。譬如戶樞終不朽也，是以古之仙者，爲導引之事。熊經鴟顧，引挽腰體，動諸關節，以求難老。」他運用中醫的陰陽、五行、臟象、經絡、氣血運行的理論，觀察多種不同禽獸的自然活動姿態和特性，選以虎、鹿、猿、熊、鳥五種禽獸的活動形象，融入醫理體療之中，創編出五禽戲，開創了體育療疾的先河。千百年來，凡參加練習者皆獲得袪病、防病、健身長壽的神奇功效，因而傳遍國內外，至今長盛不衰。

　　我出生在華佗故鄉，幼年受鄉風民俗薰陶，耳聞目睹五禽戲福澤鄉里，爲百姓解除疾患，造福千秋。

　　近年來，我在工作之餘，爲深入探討五禽戲防病、袪病的神奇功效，繼承和發揚五禽戲養生術的精髓，深入民間投師訪友、尋求和挖掘民間世代傳習的五禽戲的

有關文獻史料及在長期發展中形成的諸多流源，同時也匯集了醫學、科學、武術、體育等各界專家、學者以及廣大五禽戲愛好者提出的整改意見和建議。

在全民健身運動蓬勃發展之時，傳統五禽戲健身功法亦應順應時代的發展而發展。因此，在深入挖掘、探訪、搜集、查閱文獻資料中，又汲取諸多流派精華，對五禽戲進行了新的探研編寫工作。在編寫中，以發揮養生健身爲前提，防病、除疾爲目的的主導思想，遵循古本原貌，科學論證，編著《古本新探華佗五禽戲》。現將編寫工作的經過分別說明如下：

一、這套《古本新探華佗五禽戲》，是古本新譯，編寫動作規範，套路通俗易懂，便於學習普及推廣，不僅可防病、祛病、強身、健體，又能藉以防身自衛，也是多功能保健養生的拳術之一。這套五禽戲設計爲每禽八勢，五禽共四十勢，全套路連續一次練完。同時運用了調息內氣法，融入了螺旋功、纏絲勁、混元體以及太極、八卦等內涵合爲一體的導引功法，更加有效地達到臟象陰陽平衡，經絡、氣血通順，起到了對人體新陳代謝、吐故納新功效，從而促進肢體和軀幹的肌腱發達、百骸壯實、關節滑潤。

二、總結各地各流派版本，其組合結構或爲一禽一勢單練，或爲五禽五勢合練，有一禽多勢分練的，也有一禽多勢合練的，結構不一。我在編寫整理上，將虎、鹿、猿、熊、鳥綜合爲依次連續練完。雖然分勢合練，

但套路系統組合完整，結構嚴謹，布局集中合理。如在虎戲過渡到下一鹿戲時，由斂神調息、轉意換形來消除虎勢的形意餘念，繼而孕育出鹿勢的形神意息，使上下吻合，銜接爲一體，更好地發揮五禽內在應有的養生保健效應，達到形意氣息爲一體的要求。

三、五禽戲亦屬武術範疇，對動作名稱作了改進。如將虎守杏林、鹿巾貫頂、聞風審視、熊經按運、鳥伸鷗顧等名稱取代前人的虎撲、鹿觸、猿躍、熊晃、鳥伸等名稱，以加深顧名思義的理解，更有利於學習中記憶和演練，達到套路、動作、名稱融爲一體的要求。

四、在求實效、重養生、保健康的前提下，經由長期積累實踐，檢驗前人設計的過於形象化又起不到保健作用的某些動作，如猿戲中的抓腮、撓癢、虎戲中的齜牙咧嘴等，從意念中取而代之，以增加五禽戲的嚴謹性。

這套五禽戲透過整改，雖在某些套路中難度較大，但能堅持不懈地鍛鍊，易理解，易消化，易學習。練習日久，揣摩鑽研，自可領悟內涵之意，達到一氣貫通的境界。

一、練功要領

（一）全身放鬆

練功時不但要肢體上放鬆，還要精神上放鬆。鬆不是鬆懈、鬆散，鬆與緊是相對的。所謂鬆中有緊，是指在練功時要有一定架勢，由骨骼來承擔這一架勢，就必須有支持架勢的緊張力，也就是在放鬆中含有一定緊張度，但肌肉、筋腱、肢體一定要鬆下來，以便有利於氣血、經絡的運行，從而促進肌體的發育。

鬆對緊來說是一種休息，它可以消除腦力和體力的疲勞，所以，在練功時要強調放鬆。

（二）動靜結合

靜與動也是對立的統一，做到靜才能消除疲勞、儲備能量。動指形體上的動（外動）與內氣上的動（內動），靜指形體的靜（身靜、外靜）和精神上的靜（心靜、內靜）。動是基本的，靜是相對的。就其實質來說，練功就是要激發和調整人體的生理功能，使它更好

地「動」起來，起到平衡陰陽、調和氣血、疏通經絡、培育真氣的作用。

這種「動」的作用，只有在靜的前提下，才能更好地發揮出來。所以，動與靜也是相輔相成的。

（三）意氣合一

意是指意念活動，可對人的機體的生理功能產生特有的影響。氣有兩種理解：一是指呼吸空氣；二是指中醫學說的真氣、元氣和練功家所說的內氣、丹田氣。

「意氣合一」就是使意念活動同呼吸和內氣的活動結合起來。比如呼吸要隨意念活動緩慢運行，並逐步變為柔、細、深、勻、長。內氣鍛鍊就是用意念去引導內氣的活動，使內氣隨著意念活動而活動，以便做到以意導氣，意氣相隨，並逐步達到意氣合一。

如氣沉丹田或用意引導內氣在體內一定部位上活動或在一定路線上運行等。這是一種用意念活動去調整自身生理功能的方法。

（四）呼吸自然

初學五禽戲者，要保持自然呼吸，最好用鼻吸口呼。在做練習動作時，要按照自己的習慣和體質的強弱進行自然呼吸，該呼就呼，該吸就吸，不要有意識地或

硬性呼吸，也不要互相約束。待動作練熟後，根據個人學習體會程度，毫不勉強地隨著練習的速度快慢、動作幅度大小，按照起吸、降呼、開吸、合呼的要求，逐步使呼吸與動作自然地配合起來。

如做「起勢」，兩臂徐徐向前平舉時要吸氣，雙膝下蹲，兩臂下落時呼氣，這種呼吸是根據胸廓的縮與張和膈肌活動的變化、符合動作要求與生理需要而進行的，這樣可以提高人體供氧量和加強橫膈肌活動，牽動內臟器官起到按摩作用。

但要注意到，在一般起落開合動作不大明顯或在不同速度練習時和不同體質條件下，其動作與呼吸也不能機械勉強地配合，否則會違背生理自然規律，得不償失。如能堅持練習到一定程度，自可使呼吸疏導成細、勻、深、長的腹式呼吸中去。可以領悟到以意領氣、意氣相隨、意氣合一的感受。

（五）動作圓活

五禽戲的大部分動作都是以弧形線、螺旋形、波浪式、纏絲勁以及混元體等形式運行的，這就是在動作上要圓。

圓的動作又是完整而連貫的，有些架式從外形上看似不大圓，但對意與氣仍要按照圓的要求運行，所謂「勁斷意不斷」就是這個道理。

活，是要求動作的靈活，每個動作雖有具體的要求，但決不可受限制而呆板地練習，必須富有活力。所以，圓與活要同步運行，不可顧此失彼。

（六）姿勢端正

全身自然直立，兩腳平行，與肩同寬，兩腿微屈，兩腳掌平均著力；上肢自然下垂，肩、肘下沉但不能用力，虛腋屈肘，兩臂稍向外撐；虛領頂勁，含胸拔背，尾閭端正，頭、身正直，不前俯後仰，不挺胸駝背，下頜稍內收，兩目平視前方。

（七）堅持鍛鍊、循序漸進

有的人身體有病，要求鍛鍊，經過一段時間鍛鍊，病好了，就不再堅持鍛鍊了。結果病又復發了，還要再受病的折磨，這就應了一句老話，「好了瘡疤忘了疼」。所以，體育鍛鍊必須堅持經常，不能三天打魚兩天曬網。有的人鍛鍊身體不能量力而行，急於求成，結果反給自己身體造成損害。所以，鍛鍊身體必須遵守循序漸進、因人而異原則。

當然，運動量不足，也不能引起身體發生有效的變化，也是達不到預期效果的。

還有些人認為自己無病，不注意經常鍛鍊，練不練

無所謂。華佗提出的「不治已病，治未病」「防重於治」的體療主張。早就告訴我們，生病了當然要治，但是如果治到生病的前頭———堅持鍛鍊，當然就不會再生病了。所以，體育鍛鍊必須循序漸進、堅持不懈，才能達到健康長壽的目的。

（八）持之以恆

五禽戲對防治疾病、健身強體具有很高的療效，但是必須經過一定時間的鍛鍊才能收到實效。必須有決心、有信心、有恆心、有耐心，而且要循序漸進不間斷地練習，只有做到持之以恆，才能收到滿意的效果。

二、五禽戲動作及特點

五禽戲的動作和結構，是根據中國醫學理論和五種禽獸的特長、靈性，經過深入細微的研究考證，遵循古本記載的特有養生秘術，結合現代生理醫學體療理論，取其精髓，推陳出新，為適應廣大人民養生健身的需求，達到延年益壽、抗禦衰老的效果而發展形成的。現將五禽形意對人體的健身作用略述如下。

（一）虎

虎，體貌威嚴，性情凶猛，氣勢凌人。從形象上觀察，它神發於睛，威生於爪，神威逼人。五禽戲模擬其形象，取其特性中之神氣，運用爪力搖首擺尾，以鼓蕩周身運動，從而促進機體發育。

練功時要剛中有柔，柔中生剛，外剛內柔，剛柔相濟。在動中求靜，動靜有序，做到應動時如狂風驟起，暴雨傾盆，應靜時，似夜月靜寧，萬籟俱寂。同時又要做到外動內靜、動靜結合。

外靜是體形的靜（身靜），內靜是精神的靜（心靜）。練習得法，可疏導督脈，使真精化氣入泥丸宮而得長壽。

在運行中要快慢結合、急緩相兼，既要如行雲流水，又似有疾風閃電。如練虎守杏林、出穴窺探、回首尋獵等勢時，就要似行雲流水，輕盈緩慢；如練虎虎生威、擎天撲地等勢時，要如疾風閃電，猛勇剛強。同時還要調和氣息，就是在自然呼吸的前提下，逐步達到呼吸柔和、細緩均勻深長，以便以意領氣下行，意守命門。命門穴在腰部第二、第三腰椎中間，是督脈的主穴之一，也是全身重要的腧穴之一。

歷代醫家非常重視命門穴的作用，認為它是腎中「真陽」之處，是精血之海、元氣之根、水中之火、生化之源等等。中醫學認為腎主骨，又是元氣之根，因此意守命門，有強力壯骨益髓和發動腎間動氣（先天氣）的作用。

（二）鹿

鹿，性屬陽而壽長，好角觸，善奔走，喜挺身眺望，是性靈的良獸。仿效鹿的形態，可活動全身筋絡骨骼關節，故有舒筋活絡強筋壯骨之效。

前人認為鹿性溫馴，善運尾閭，所以，練鹿戲要善運尾閭。尾閭穴在尾骶椎下端，醫家認為此穴為「尾閭關」，為督脈三關之一（督脈三關是尾閭、夾脊、玉枕）。此穴接近督脈之始，是諸陽經的總綱，故意守此穴有補腎益髓之功、易筋易力之效，可除腰腿疾患，對下肢穩健尤為重要。

練鹿戲兩手當空握拳，以中、小指、拇指直立蹺起，食指、無名指空握，模仿為鹿角。體勢要鬆柔輕捷，舒展大方，無拘無束，自感體健身輕。如練觸角獨立架勢要沉緩穩健、肢體平衡，雖獨立支撐而得全身輕盈。鹿之所以壽長是由於其善運尾閭而接通任、督二脈，達到陰陽平衡、氣血調和之故。如長期仿效鹿的形象練功，取其善運尾閭而達延年之功，並以氣意守尾閭，引氣接近任、督二脈，可奏長壽之效。

（三）猿

猿，機警靈活好動，從中醫陰陽五行而論，陰性屬土，喜動不喜靜，有攀援跳躍伸縮之能事，有閃躲隱藏進退之技巧，機智變化多端。仿效猿的形態練功，可通關達竅、醒腦、健腦、靈活耳目、活躍肢體。既要模仿猿的善動，更要練出動中求靜，達到外動內靜，動靜結合。

欲動則如疾風閃電、迅敏機警，欲靜則似夜月靜寧、萬籟無聲。古人認為人的思想似猿猴，心猿意馬經常動亂不息，極易損傷精、氣、神三寶。《華嚴經》云：「菩提種子，心是人之靈明一竅，人心好動出入無時莫如其鄉，故名為之猿。」又《道經》云：「意馬拴住為立命。」練猿戲，外練肢體靈活，內抑情志的動蕩，久練之可收到思想寧靜、氣貫全身、體輕力壯、三元氣（精、氣、神）充盈豐滿之效。

練功時，在自然呼吸的前提下，以意領氣，意守「中宮」穴。中醫認為，「中宮」指臍內（臍中穴），位於中焦（人體之中部），為脾胃之所在。脾胃屬土，主生養萬物，為後天之本。意守此穴，不僅有助於增強脾胃功能，還易在不知不覺中自然形成腹式呼吸，增強了呼吸功能，並由於膈肌上下活動幅度加大，又可對內臟諸器官特別是腹腔臟器有著「按摩」推動作用，促進諸器官循環平衡，達到延年益壽的功效。

（四）熊

熊，體笨力大，勇敢剛直，其性渾厚沉穩，而在沉穩之中卻又含有輕靈的寓意。

練習時，不但要表達出本能的渾厚沉穩之形體，還要體現出熊在笨拙中的輕靈之動態。撼運、抗靠是熊的主要動作。由於熊的內在勁力大，借助熊的內勁運在膀臂上，利用膀臂內勁，以螺旋式的擰勁向肩、肘、腕、髖、膝、踝六個部位由外向內劃弧撼運。

如練熊經按運勢，既要沉穩大方，又要表現出憨厚笨拙，同時還要以意領氣，氣沉丹田穴（丹田穴在臍下），意守「中宮」，也就是要集中思想，消除雜念，用意念守住「中宮」。這樣，既能消除雜念，又可靜下心來，達到形神合一。

練熊戲主要是內練精神上的寧靜（心靜），以培育真氣，通調經絡，使經絡運行暢通；外練肢體的靈活運

動，熊雖肢體笨拙，但取其輕靈的特點，做到笨中生靈、靈中有拙，以起到強筋健骨、增長力氣、靈活關節、強身壯體的作用。

因此，練熊勢有外陰內陽、外動內靜、外剛內柔、剛柔相兼、相輔相成的論述。久練之，能強體魂，壯膽氣，補脾土，化肝風，虛火不生，真精化氣而補還於腦，以取得延年長壽的成效。

（五）鳥

鳥，是以鶴為代表的壽長飛禽，性屬火，肢體輕靈，好高飛，喜爭鳴，飄飄然如游雲戲月，佇佇兮似蒼松拔挺，有高度的平衡能力，有敏捷輕盈的身軀。

模仿鶴的形態練功，主要取其靈敏輕盈的動作，展翅飛翔悠然自得，雖動而動中有靜，做到外動內靜，引氣下沉丹田，意守氣海穴，具有調達氣脈，疏導經絡的作用。氣海穴在臍下 1.5 寸處，是任脈的一個重要穴道，為「生氣之海」。主治臟氣虛憊、真氣不足、虛勞羸弱、婦科經脈不調等。

仿效鶴利用兩臂（膀）飛翔，抑揚開合，運伸頸腰，以活躍周身筋絡，靈活關節，疏導真氣直通三關（尾閭、夾脊、玉枕），直達頂門（腦海）。運用丹田之氣和體內行氣，使神意上下運行而得安靜，神靜則氣足，氣足而生精，精溢而化氣，達到三元合一（元精、元氣、元神），促進體健身輕、延年益壽。

三、華佗五禽戲 基本動作要求

（一）禽　型

1. 虎勢

虎宜勇猛剛威
不可畏怯懦弱
閑則優柔溫順
凶則剛猛強悍
歌曰：
虎勢凶猛獸中王
外剛內柔柔中剛
動如飆風靜似月
竄山越澗神威強

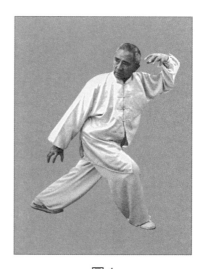

圖1

2. 鹿勢

鹿宜舒展大方
不可拘泥緊張
走勢輕柔瀟灑
行動舒鬆寬暢

歌曰：

鹿形舒展意輕鬆
逍遙自如草原中
運轉尾閭頸反顧
填精益髓有奇功

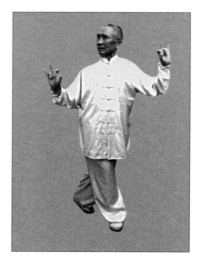

圖 2

3. 猿勢

猿宜活潑靈敏
不可遲鈍呆滯
機警靈活善變
竄跳攀登似箭

歌曰：

猿性喜動動中靜
攀援跳躍輕巧靈
進退環視防有攻
機智靈敏腦清醒

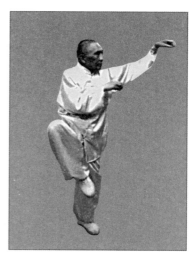

圖 3

4. 熊勢

熊宜憨厚沉穩
不可輕狂飄浮
借螺旋勁撼運
行纏絲功下行

歌曰：

熊體外拙內心靈
憨厚沉穩真氣行
側身撼搖膀扛靠
氣貫四肢百脈通

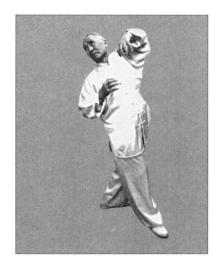

圖 4

5. 鳥勢

鳥宜輕翔柔舞
不可重羽呆翅
柔有剛勁內蘊
輕要運氣下沉

歌曰：

鶴飛飄飄立如松
自由翱翔在雲中
亮翅舒翼展內勁
柔中有剛剛中輕

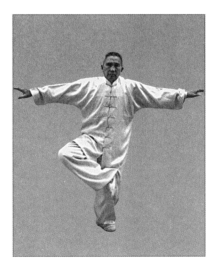

圖 5

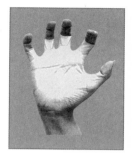
圖 6

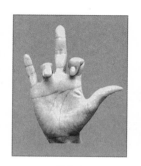
圖 7

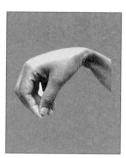
圖 8

（二）手　型

　　華佗五禽戲的手型分別是虎爪、鹿角、猿勾手、熊
掌、鳥翅五種基本手型，但在各勢過渡運行中，可根據
各勢不同招式的演變，運用拳、掌等手型，不必拘泥單
一禽型不變。

1. 虎爪

　　五指分開，指間留有隙縫約半指，五指的第一指節
向內彎曲約 90°，第二、三指節力求伸直（圖6）。

2. 鹿角

　　以食指、無名指向內彎曲，拇指、中指、小指伸
直，代表鹿角（圖7）。

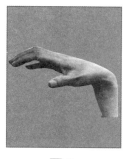

圖 9

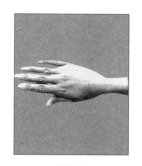

圖 10

3. 猿勾手

五指併攏，稍向內彎曲，四指端攏捏在一起，食指、中指、無名指、小指捏攏，拇指捏附上述四指中間，壓在食指與無名指之間，腕關節下垂約 90°，呈勾手下垂狀（圖 8）。

4. 熊掌

五指併攏，稍有間隙，均向內呈半月牙形彎曲（圖9）。

5. 鳥翅

五指平伸稍有間距，如鳥翅在運行中，以腕關節為軸，上、下要靈活擺動自如（圖 10）。

（三）步　型

1. 弓步

左腿全腳著地，腳尖朝前，屈膝前弓，膝蓋不得超過腳尖，右腿自然伸直，腳尖斜向前方，兩腳全腳著地落實，橫向距離約 10～20 公分，為左弓步，反之為右弓步。

2. 馬步

兩腳左右開立，間距約為腳長的三倍，腳尖對正前方，屈膝半蹲後坐，收腹斂臀，腰部正直。

3. 鶴步

一腿屈膝 90°抬起，再徐徐向前平步落地後，另一腿再屈膝 90°抬起，再徐徐向前平步落地。

4. 虛步

一腿屈膝下蹲，全腳著地，腳尖斜向外展 45°；另一腿微屈，以腳前掌或腳跟虛點地面，左腳點地為左虛步，反之為右虛步。

5. 丁步

一腿屈膝半蹲，全腳著地；另一腿屈膝，以腳前掌

或腳尖點於支撐腿之腳內側，左腳尖點地為左丁步，反
之為右丁步。

6. 歇步

兩腿交叉屈膝半蹲，前腳尖外展，全腳著地；後腳
腳尖朝前，膝蓋位於前腿外側，腳跟離地，臀部接近腳
跟。

7. 獨立步

一腿自然直立，踏實站穩，另一腿在體前或體側屈
膝提起，膝高於腰，小腿自然下垂。

8. 橫襠步

兩腳分開，腳尖外展 45°，一腿屈膝前弓，一腿自
然伸直，兩腳間距約為腳長的 2～3 倍。

9. 仆步

一腿屈膝下蹲，膝與腳尖稍外展；另一腿向側面仆
步下伸，接近地面，腳尖內扣，兩腳著地。

10. 屈蹲步

一腿在前蹲，另一腿在後屈膝抵住前腿彎內（委中
穴），前腳著地，後腳跟離地。

（四）身　型

1. 頭

要虛領頂勁，不可前傾後仰、左偏右斜或擺動。

2. 頸

自然直立，不可伸、縮脖頸，肌肉要鬆弛，不可緊張。

3. 肩

要鬆沉，不可聳肩，也不可前扣後張，不要一高一低。

4. 肘

要沉鬆墜垂，稍彎曲自然，不可僵直揚昂。

5. 胸

要含微舒鬆，不可挺胸躬背，也不能故意內收。

6. 背

拔挺舒展，不可前弓後駝。

7. 腰

鬆活自然，不可前挺後躬、左曲右彎。

8. 脊

要中正豎直，不可左歪右扭或前傾後仰。

9. 臀

要向內收斂，不可外突。

10. 腹

要內收內斂，不可挺腹突出。

11. 胯

鬆正縮收，不要僵挺或左右外突。

12. 膝

屈膝伸展，鬆活自然，不可僵直。

四、華佗五禽戲套路名稱

（一）虎　戲

起　勢
第一勢　虎守杏林
第二勢　出穴窺探
第三勢　回首尋獵
第四勢　虎虎生威
第五勢　擎天撲地
第六勢　威生於爪
第七勢　餓虎撲食
第八勢　虎嘯歸林

（二）鹿　戲

第九勢　運轉尾閭
第十勢　舒頸展臂
第十一勢　麋鹿攸伏
第十二勢　觸角獨立

第 十三 勢　肢體距地
第 十四 勢　伸利蹄足
第 十五 勢　鹿巾冠鼎
第 十六 勢　引頸回顧

（三）猿　戲

第 十七 勢　聞風審視
第 十八 勢　靈猴縮身
第 十九 勢　攀藤摘桃
第 二十 勢　白猿獻果
第二十一勢　坐地觀月
第二十二勢　騰雲飛渡
第二十三勢　左顧右盼
第二十四勢　馳騁跳躍

（四）熊　戲

第二十五勢　熊經按運
第二十六勢　左搖右晃
第二十七勢　白熊探爪
第二十八勢　東扛西靠
第二十九勢　攀藤懸躍
第 三十 勢　側身撼搖

第三十一勢　反背扛靠
第三十二勢　彈蹄揮掌

（五）鳥　戲

第三十三勢　白鶴舒翼
第三十四勢　鶴立如松
第三十五勢　鶴警晨光
第三十六勢　鶴翔凌空
第三十七勢　鳥伸鷗顧
第三十八勢　抖羽亮翅
第三十九勢　飛鴻戲海
第 四十 勢　獨立憩息
收　勢

五、華佗五禽戲圖解及動作說明

（一）虎　戲

虎性凶猛視眈眈，善用爪撲竄山澗。
鼓蕩尾臀筋骨壯，柔中生剛腰腎安。

【意境】：

做預備勢，入靜，意在起伏的群山峻嶺中，顯現出一隻雄偉猛虎鼓蕩著尾臀漫步由遠而近地走來，意想自己身臨其境，和猛虎同樣也在深山中漫步。

起　勢

面向南方，身體直立，兩腳併攏，兩臂自然下垂，全身放鬆，氣沉丹田，目視前方（圖 11）。

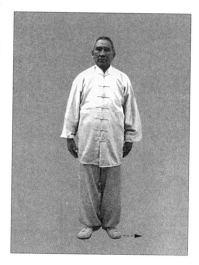

圖 11

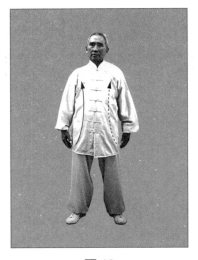
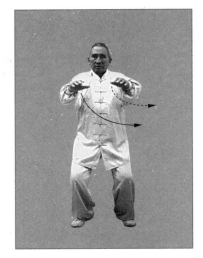

圖 12　　　　　　　　　圖 13

【動作要點】：

身體正直，不前傾後仰，不挺胸駝背，尾閭要端正，不偏不倚，雙肩要下沉，肘稍屈，腋稍虛，上頜內收，全身放鬆，意靜心寧，消除雜念。

第一勢　虎守杏林

左腳向左橫半步與肩等寬，兩臂徐徐向前平舉與肩等高，手心向下，兩膝徐徐彎曲，兩手下按（圖 12、圖 13）。上體以腰為軸，帶動兩臂徐徐向左側扭轉約90°，左臂在上，右臂在下，兩手心均向左。再轉回向右方，同時，右臂在上，左臂在下，兩手心轉向右（圖

42　華佗五禽戲

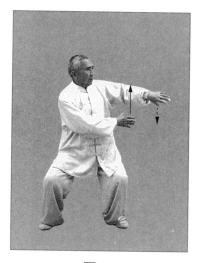

圖 14

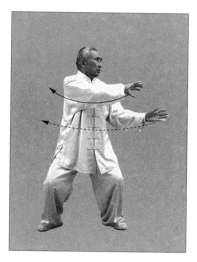

圖 15

14、圖 15），擺到右側約
90°，左手翻轉在上，右手
翻轉在下，再向左徐徐轉回
正中，胸前，到正前方，兩
腿立直，兩手心向下（圖
16、圖 17、圖 18）。

【動作要點】：

　　兩臂向左、右擺動時要
運用纏絲內勁，以腰為軸，
帶動兩臂向左右轉動，兩臂
不能高於肩。上體要保持正

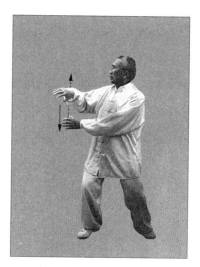

圖 16

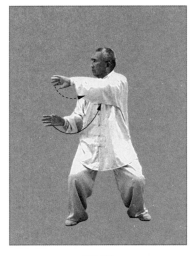
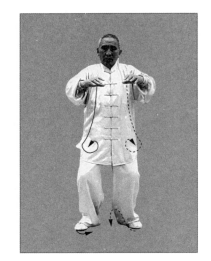

圖 17　　　　　　　　　　圖 18

直，不能左右偏倚，目要顯神威。

第二勢　出穴窺探

1.雙手向下、向後、向裡、向前翻轉，變為虎爪勢；同時，左腳點地至右腳內側，上體轉向左前方，左腳向左前上步呈左弓步；同時，雙手（虎爪）從左右髖旁向裡翻轉，手心向下撲按；定勢後，頭頸向右方扭轉目視右後方（圖19、圖20）。

2.重心後移，上體左轉，左腳外擺，右腳向前上步至左腳內側，再向前上步成右弓步，同時雙手（虎爪）從左右髖旁向裡翻轉，隨上步手心向下撲按，定勢後，頭頸向左方扭轉目視左後方（圖21）。

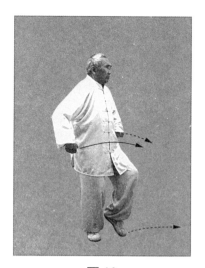

圖 19

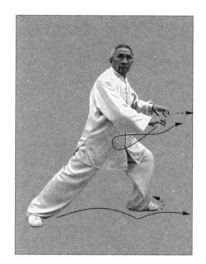

圖 20

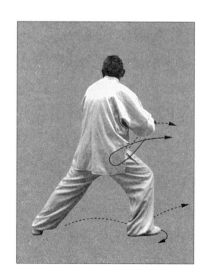

圖 21

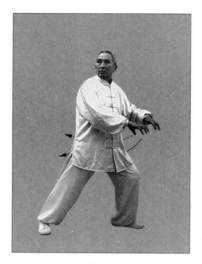

圖 22

3.重心後移，上體右轉，右腳外擺，左腿向前上步至右腳內側，再向左前方上步，呈左弓步；同時，雙手（虎爪）從左右髖旁向裡翻轉，隨上步手心向下撲按；定勢後，頭頸向右方扭轉，目視右後方（圖 22）。

【動作要點】：

上步要輕靈緩慢，雙臂向前下撲按時上體保持正直，不可前傾，要輕柔有力，上下協調一致，神形合一。

第三勢　回首尋獵

1.以腰為軸，帶動上肢，頭、頸，雙臂同時向左後

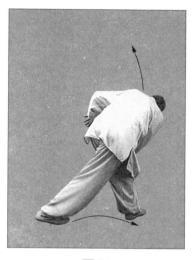

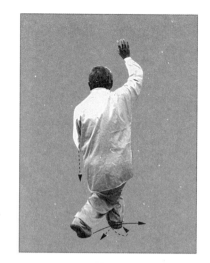

圖23　　　　　　　　　圖24

扭轉，雙手心（虎爪）向左後方；同時目隨轉體巡視至
左後方。

　　2.右腳前移半步，順勢下蹲呈歇步；雙手在胸前抱
球（摩爪狀），右手在下，以螺旋形右手翻上，再轉向
內，雙手先由手心相對，然後轉向手背相對，右手向上
豎直上舉，左手停在右胸前，兩手心均向外；眼看左方
（圖23、圖24）。

　　【動作要點】：

　　歇步下蹲要與兩手撐轉同步進行，做到上下相隨。
兩手抱球向外螺旋形滾轉時，要運用內勁帶動肩、肘、
腕、髖、膝、踝六關節以螺旋式圓滑運行。

第四勢　虎虎生威

1. 兩腿徐徐立起，上體左轉；右腳向右方撤步，重心後移，右腳站穩，左腳提起到右膝旁；兩手（虎爪）在左右髖兩側向裡翻轉；左腳向前跨越一大步並帶動右腳向前滑步；同時兩手（虎爪）向前劈出，兩手心向斜下。

2. 重心後移，左腳站穩，右腳提起到左膝旁；同時，雙掌在左右髖兩側向裡翻轉；向前跨越一大步，並帶動左腳向前滑步；同時，兩手（虎爪）向前劈出，手心向斜下。

3. 重心後移，左腳外擺，右腳站穩，左腳提起至右膝旁，同時，雙手在左右髖兩側向裡翻轉；左腿向前跨越一大步，並帶動右腳向前滑步；雙掌向前劈出，雙手心向斜下，力達手掌；目前視（圖25、圖26、圖27、圖28）。

【動作要點】：

前腳跨步與雙掌（虎爪）前劈要協調一致，後腳向前滑步（帶步）要猛勇有力，形象上顯示出氣勢威猛，雙目有神，意念中表達出發勁有力。在提膝、雙臂翻轉時要蓄力，然後向前發勁劈出，力達手掌。

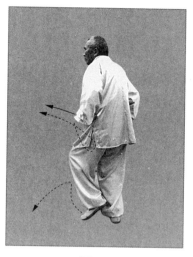

圖 25

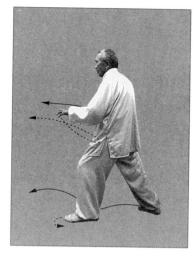

圖 26

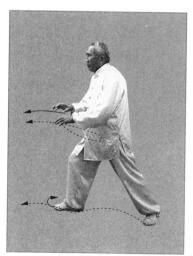

圖 27

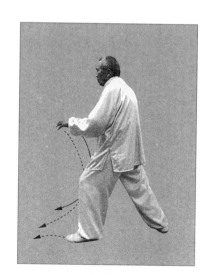

圖 28

五、華佗五禽戲圖解及動作說明　49

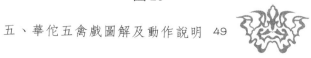

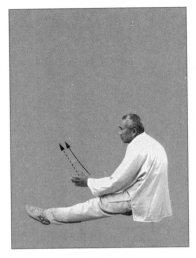 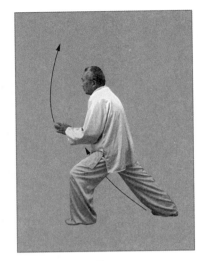

圖29　　　　　　　　　　圖30

第五勢　擎天撲地

重心後移，左腳撲步下勢；雙掌從左腿內側穿出；
同時，上體起立呈左弓步；左腿站穩，右腳向上提起，
手心（虎爪）相對；同時，兩手心相對滾球，為兩手背
相對，左手在外，向上提到右胸前，右手在內，向上高
舉過頂，兩手心（虎爪）均向前；目視前方（圖29、
圖30、圖31）。

【動作要點】：

下勢撲步時，注意收腹斂臀，切忌挺腹突臀，右臂
盡力高舉，左腿直立站穩。要求左腿、右臂正直，動作

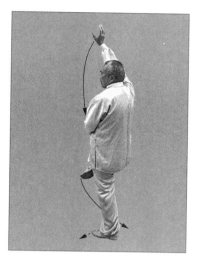

圖 31

協調。

第六勢　威生於爪

　　右腿下落震腳，同時，左腳立即向左前方邁步下落呈左弓步；雙手（虎爪）順勢向前發勁，並做逆式螺旋形轉動一圈；順勢後坐蓄勁，再向前推按（圖 32、圖 33、圖 34、圖 35）。

【動作要點】：

　　以髖、膝、踝三關節為軸帶動肩、肘、腕三關節，以臂力蓄勁，順勢以逆式螺旋勁轉動一圈，發出內勁向前推按。轉動時與後坐協調一致。震腳右腿下落到左膝

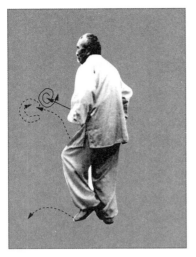

圖 32

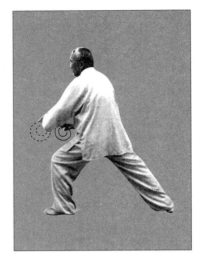

圖 33

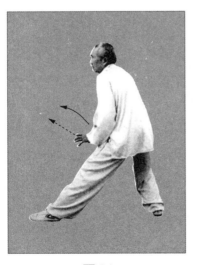

圖 34

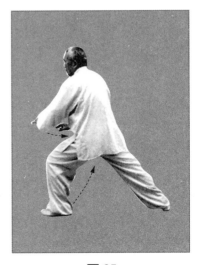

圖 35

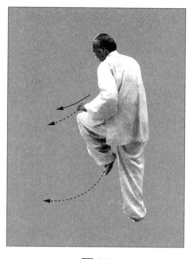
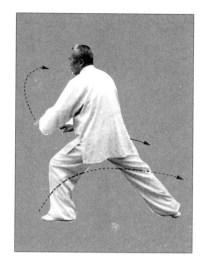

圖 36　　　　　　　　　圖 37

蓋下時再發勁震腳，同時左腳立即離地前撲。

第七勢　餓虎撲食

　　將左腳同雙手收回，左腳提膝，立即向左前猛撲出一步，帶動右腳順勢向前滑步；雙手（虎爪）同時向前撲按，手心向左前下方，並以腰、肩為軸，帶動雙臂發勁抖動（圖 36、圖 37）。

【動作要點】：

　　左腿要立即抬起，猛撲步時動作要靈敏快速，抖動時以雙臂蓄力發勁。

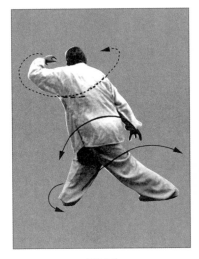 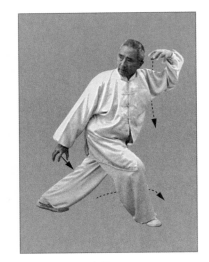

圖 38　　　　　　　　　　圖 39

第八勢　虎嘯歸林

1.左腳向後退步呈右弓步；同時，兩手（虎爪）向左右分開，再向內收，在胸前相合，右手在上，左手在下，左手斜向左上方捧出，停至左額上方；同時，右手向右下捋至右髖外側，兩手心（虎爪）均向下；頭頸轉向右後方，目視右後方。

2.重心後移，兩手左右分開，以左腳掌和右腳跟為軸，帶動上體向左轉體 180°；右腳向左前方上步呈右弓步；同時，兩手內收至胸前，左手在下，右手在上，左手向左斜上方捧出，至左額上方，右手向右斜下捋至右髖外，兩手心均向下；頭頸轉向右後方目視右後方。最

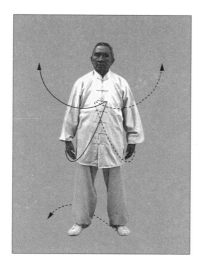

圖 40

後，左腳向左側收步，與右腳平行與肩等寬，兩手左右伸展，同時再向上、向前徐徐下落至兩髖旁，虎戲收勢（圖 38、圖 39、圖 40）。

【動作要點】：

左、右腳向前弓步時後腿要蹬直，上體要分別向左、右側傾斜，但要保持角度正直、目視右後方，以頸部轉動為主，上體不得彎曲。

（二）鹿　　戲

鹿屬純陽身捷輕，善運尾閭角觸攻。
蹺首躬身筋絡舒，壯腰固腎精髓生。

【意境】：

做好預備勢，入靜，意想身臨一望無際的碧綠大草原，置身於大自然幽靜的環境中，同群鹿一道信步戲耍。

第九勢　運轉尾閭

兩膝徐徐彎曲，雙手掌向後、向裡翻轉的同時，兩手變成鹿角狀（即食指、無名指向裡屈握，拇指、中指、小指三指伸直）。

1. 雙手在胸前交叉相合，手心向裡，然後左右分開，右手屈肘，手指向上，指高與肩平，左手至左側上方，手指向上，手心均向外；同時，左腳向右腳後側，腳尖點地；目視右手。

2. 左腳向左上橫步，右腳向左腳蓋步，兩手在胸前交叉相合，再向左右分開，右手屈肘置於右側，右手指向上，左手屈肘置於左側，指高與耳平，兩手心均向外，手指均向上。

3. 以兩腳掌為軸，向左轉體 180°，左腿向右腿前蓋步呈交叉步；兩手（鹿角）經胸前向裡交叉，右手在

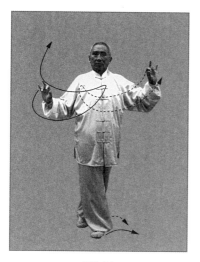

圖 41

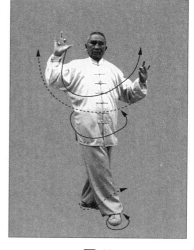

圖 42

外，右手屈肘置於右側，左手屈肘向左，兩手心均向前，手指均向上；目視左手（圖41、圖42、圖43）。

【動作要點】：

　　轉體要輕柔圓滑，蓋步要上下協調，雙手（鹿角）伸直，但不可僵硬。

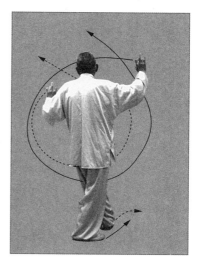

圖 43

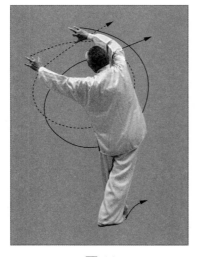
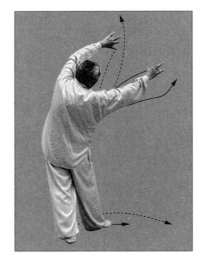

圖 44　　　　　　　　　　　圖 45

第十勢　舒頸展臂

1.右腳向右橫步；右手向上、向左，同左手一起向下、向右上畫圓，兩手同時甩舉至左斜上方，上身順勢向左傾斜；同時，左腳向右蓋步，目向左上方斜視。

2.右腳向左腳上步點地；雙手向上、向右、向下、向左上甩圓，停在右斜上方；上體隨勢向右傾斜；掌握重心，保持身體斜度穩定；雙手心向前，手指斜向上方，雙臂與肩等寬；眼向右上方斜視（圖44、圖45）。

【動作要點】：

雙手逆時針向左畫圓及順時針向右畫圓甩出時，要

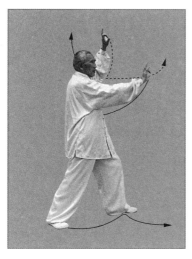
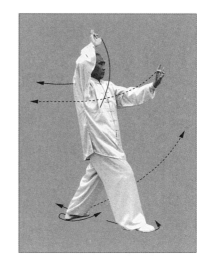

圖 46   圖 47

圓滑有力，上體向左、右斜度要穩定，自然大方。

第十一勢　麋鹿攸伏

1.向左轉體 90°；左腳向前上步，呈左弓步；同時，左右手分開，再向胸前相合，左手向上舉至左額上部，右手向前直伸與肩平，兩手心均向前，手指均向上。

2.兩手左右分開；右腳向前上步呈右弓步；兩手胸前相合，右手向上舉於右額上方，左手向前直伸與肩平，兩手心向前，手指向上（圖46、圖47）。

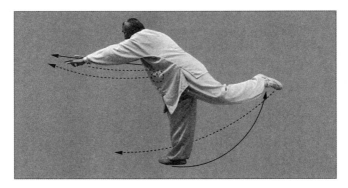

圖 48

【動作要點】：

左、右弓步時要與兩手動作協調，手指要伸直，上步時要輕盈有力，外柔內剛。

第十二勢　觸角獨立

1. 以兩腳掌為軸，向左轉體 180°成左虛步；雙手在胸前交叉畫弧，左右分開再相合，向下，從兩髖外雙手分別由內向外、向前斜平伸；同時，右腳上步站穩，左腳向後上蹺起，腳心向上呈獨立步；上體前傾，目向前視。

2. 左腳落地站穩；雙手在髖旁向裡翻轉畫圓，分別向前平伸；同時右腳向後上蹺起，腳心向上呈獨立步；上體前俯，目向前視。

3. 右腳向左前方落地，腳掌著地，呈右虛步；上體

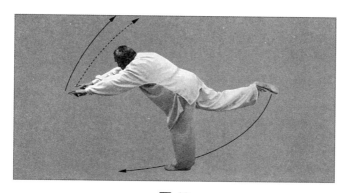

圖 49

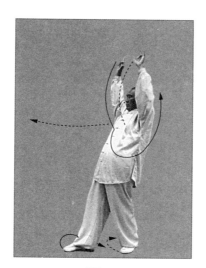

圖 50

順勢徐徐後仰；同時，雙臂隨上體後仰，向後上伸展，
手心向上，手指向後上（圖48、圖49、圖50）。

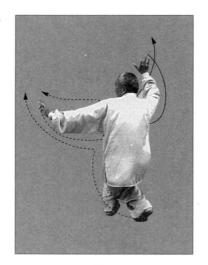

圖 51

【動作要點】：

雙手畫弧伸展要柔和勻稱有力，左、右腳蹺起，腳心均向上，獨立步要站穩，力達平衡。上體後仰與雙臂後舉協調，要上行下隨。

第十三勢　肢體距地

上體以腰為軸，向右扭轉，雙腿徐徐下蹲呈歇步；雙手同時向胸前交叉，右手向上伸直，左手向左平伸，兩手心向前，手指尖向上，目視左手；起立，兩手在胸前相合；右腳站穩，左腳向左前蹬腳；同時，左手向左側伸直與肩平，右手置於右額上方，手心均向左，手指

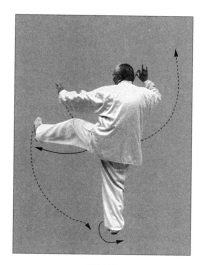

圖 52

尖均向上（圖 51、圖 52）。

【動作要點】：

雙腿下蹲呈歇步要與雙手交叉同時進行，上體要正直，蹬腳要平穩，不得歪斜。

第十四勢　伸利蹄足

兩手在胸前交叉相合；左腳落地外擺，以雙腳掌為軸，向左轉體 180°，右腳在左前交叉，下蹲變為歇步；雙手同時動作，左手向左上伸直，高過頭頂，右手向右前平伸，均手心向右前、手指尖向上，目視右手。起立，兩手在胸前相合，左腳站穩，右腳向右前蹬腳；同

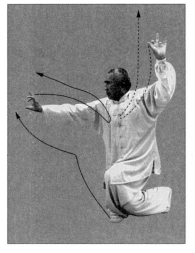
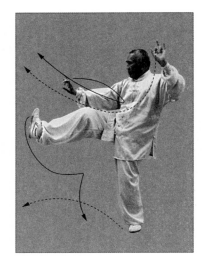

圖 53   圖 54

時，右手向右前伸與肩平，左手置於左額上方，手心向右、手指尖向上（圖53、圖54）。

【動作要點】：

雙腿下蹲呈歇步要與雙手相交叉同時進行，要上行下隨。上體要求正直，蹬腳要平穩，不得歪斜或前後傾斜。

第十五勢　鹿巾冠鼎

右腳下落，左腳向左前上步呈左弓步；同時，雙手由後上落至胸前，再從胸前交叉後向左斜上高舉，手心向外，目視雙手；重心後移，左腳外擺，向左轉體180°；

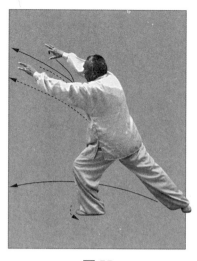

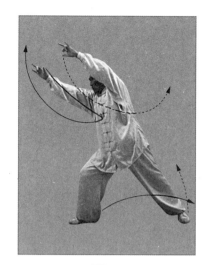

圖 55　　　　　　　　圖 56

右腳上步至左腳內側，然後向右邁出，呈右弓步；同
時，雙手收至胸前交叉再向右斜上高舉，手心向外，目
視雙手（圖 55、圖 56）。

【動作要點】：

向前斜上，兩手相距與肩等寬，上步要與雙臂同步
向斜上高舉，要上行下隨，上體保持斜直。

第十六勢　引頸回顧

上體立直，右腳向左前蓋步，左腳提起至右膝前；
同時，兩手在胸前交叉相合，右手向右上提至頭高，左
手向左下髖外，兩手心均向前，手指向上；然後左腳下

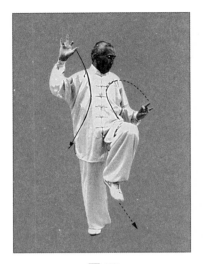
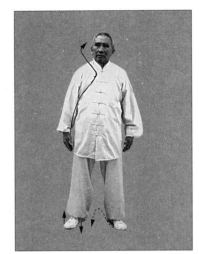

圖 57　　　　　　　　　　圖 58

落於右腳左側與肩等寬，雙手在胸前徐徐下落。鹿戲收勢（圖 57、圖 58）。

【動作要點】：

右腳蓋步站穩，左腳再上提至右膝前，身體保持正直，不可歪斜，目向左下斜視。

（三）猿　戲

猿性喜動機智靈，攀藤竄跳腦聰穎。
攻防善變增智力，醒腦益髓心神寧。

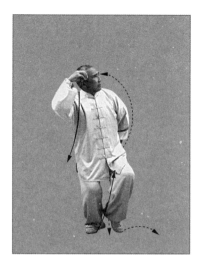

圖 59

【意境】：

做好預備勢，入靜，自覺身在深山密林中，猶如身臨世外桃園，遙望群猴嬉耍，自己融入群猴中，同群猴戲耍。

第十七勢　聞風審視

兩臂向前平舉，與肩等高，徐徐下落兩髖外，向裡翻掌，雙手變為勾手，手腕下垂；同時，兩膝微屈蹲，右腳原地跳步，左腳尖點地呈左丁步；右手向左畫半圓置於右眉旁，左勾手置於左髖外，手指均向下；目視左上方（圖 59）。

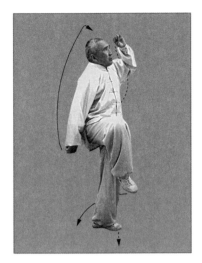

圖60

【動作要點】：

要心靜氣平，消除心猿意馬影響，以靜制動，使思想穩定下來，達到入靜待動。

第十八勢　靈猴縮身

1.左腳向左前上半步、右腳隨之提起，呈獨立步；右手向左上畫弧，下落到右髖旁，勾手尖向後上，左勾手向上，置左肩上方（打眼罩）；頭上仰，目視左上方。

2.右腳向右下後方落地，左腳隨之落到右腳內側，腳尖點地，呈左丁步，雙腿屈膝半蹲；同時，右手向右

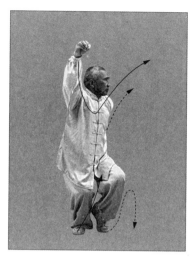

圖 61

胸前斜上舉，勾手指尖向下，左手向左身後斜下伸，勾
手指尖向上，與右手成一條斜線；頭向左，目視左上方
（圖60、圖61）。

【動作要點】：

隨時察覺外界異常動靜，保持高度警惕性，下跳屈
蹲動作靈敏，靈活自然，輕盈有序，動作分明。

第十九勢　攀藤摘桃

左腳向左上步蹬跳，右腳提起至左膝前；隨即右勾
手向左上做抓枝狀，左勾手隨即向左上做摘桃狀，左勾
手居上，右手略下；右腳向後下跳落實，左腳隨即下跳

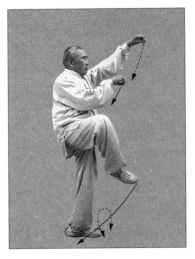

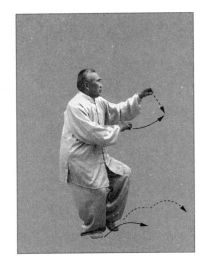

圖 62   圖 63

點地，屈蹲成左丁步；兩勾手左上右下屈肘半伸不變，勾手指向下；目視左上方（圖62、圖63）。

【動作要點】：

蹬跳起落要迅捷、俐落，屈蹲點地架勢要自然大方。兩勾手向上抓、摘，要與兩腳蹬跳同時進行，配合恰當。

第二十勢　白猿獻果

左腳向左上步，緊跟右腳向左墊步，左腳再向前上步，腳尖點地，呈左屈蹲虛步；同時，兩手左右分開，再向前相合，手心向上，兩手小指端相對；上體稍向前

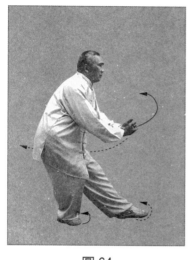

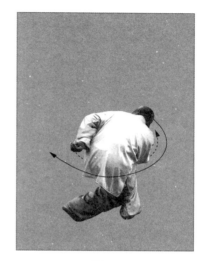

圖 64　　　　　　　　圖 65

躬（圖 64）。

【動作要點】：

墊步要求輕盈，躬身前傾時不得突臀，雙手合掌時力達指端，躬身前傾要與合掌同時進行，雙手小指不得分開。

第二十一勢　坐地觀月

1.以左腳跟、右腳掌向左輾轉，同時，以腰為軸，呈Ｓ形徐徐向左轉動，兩腿下屈呈歇步，面轉向左後，上仰；同時，右手變掌，停在右眉外，左勾手停在左髖旁，指尖向上；目視後上方（圖 65）。

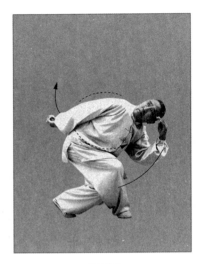

圖66

2. 上體稍起立，右腳向左腳前方蓋步，下蹲成歇步；以腰為軸，上體呈Ｓ形向右後扭轉，面向右後上仰；同時，左手變掌，停在左眉外側，右勾手向下停在右髖旁，指尖向上；目視右後上方（圖66）。

【動作要點】：

轉體要以腰為軸帶動上體，向後做Ｓ形扭曲狀轉動，目斜上視。

第二十二勢　騰雲飛渡

1. 上體起立，以雙腳掌為軸，向左轉體約180°；左腳站穩，右腳向後上蹺起，腳心向上；上體自然前傾，

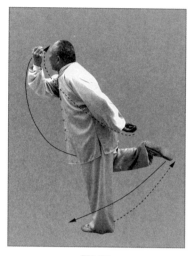
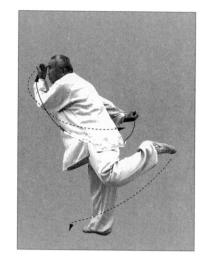

圖 67　　　　　　　　　圖 68

頭頸上仰；同時，雙手相合在胸前交叉後，右勾手變掌
翻轉置左眉外，手心向右，手指尖向右，左手拉至左髖
旁，勾手，指尖向上；目視前上方。

　　2.右腳落地站穩，左腳向後上蹺起，腳心向上；上
體自然前傾，頭頸上仰；同時，雙手相合在胸前交叉
後，左手變掌翻轉置右眉外，手心向左，手指尖向左，
右手拉至右髖旁、勾手指向上；目視前上方（圖 67、
圖 68）。

【動作要點】：

　　左、右腿獨立步時要平衡直立，掌握好支持點，不
得左右歪斜，目向上直視，有神，大腿彎約 85°。

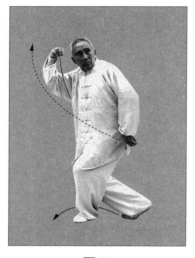

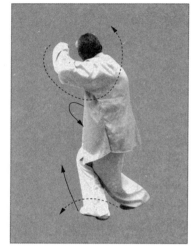

圖 69　　　　　　　　　　　　圖 70

第二十三勢　左顧右盼

1.左腳向右腳前落地，上體向左擰轉，右膝蓋抵在左腿彎內（委中穴）成半屈蹲步；右手置右額旁，勾手下垂，左手停在左髖旁，勾手向上，目視左方。

2.右腳向左腳前上步，上體向右擰轉，左膝抵在右腿彎內（委中穴）成半屈蹲步；左手置左額外，勾手下垂，右手停在右髖旁，勾手向上，目視右方（圖 69、圖 70）。

【動作要點】：

膝蓋抵在腿彎內（即委中穴），起到按摩委中穴作用。

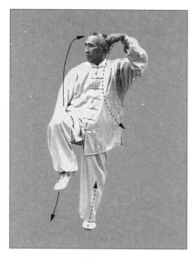

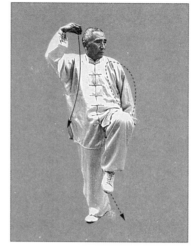

圖 71　　　　　　　圖 72

第二十四勢　馳騁跳躍

1.向左轉體，左腳蹬地下落的同時右腳立即提起；左勾手提至左眉外，右勾手落在右髖旁，勾手均向下。

2.右腳蹬地下落的同時左腳立即提起，右勾手提至右眉旁，左勾手落左髖外，目視斜下方，勾手指均向下。最後左腳落地，兩臂前伸與肩平，再徐徐向下落髖兩旁（圖71、圖72、圖73）。猿戲收勢。

【動作要點】：

蹬地跳躍時再左蹬右提，右蹬左提要馳騁快捷，輕靈迅速。

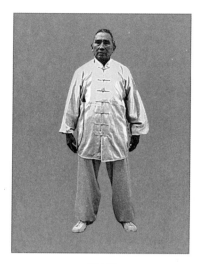

圖 73

（四）熊　　戲

熊體拙笨內心靈，推拔扛靠力無窮。

撼運肌腱經絡舒，調理臟腑百脈通。

【意境】：

入靜，自覺身處莽莽林海中，有數熊緩慢而沉穩、
悠然自在地踱來踱去，自己和熊同樣消閑遊樂。

第二十五勢　熊經按運

兩臂向前平舉，與肩等高；兩膝微屈蹲；手心向上
變為熊掌，置於肩下，再由外向裡翻轉，手心向下，以
螺旋形逆時針分四個層次向下按運；兩膝徐徐屈蹲，同

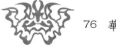

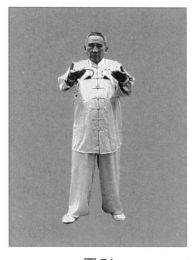

圖 74

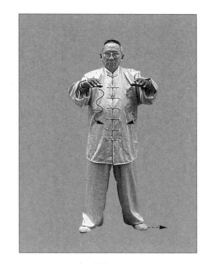

圖 75

時引氣逐漸下沉，目平視前方（圖 74、圖 75）。

【動作要點】：

在以螺旋形逆時針向下按運時，要帶動肩、肘、腕、髖、膝、踝六關節逆時針運轉，同時要引氣下行至中宮穴，意守丹田。向下按運要默記四個層次，再做下一個動作。

第二十六勢　左搖右晃

以腰為軸，原地向左轉體約 90°，左腿向左走內八字步；同時帶動兩臂向左側徐徐轉動，左臂稍高於右臂（圖 76）；右腳向左前走內八字步，仍以腰為軸，帶

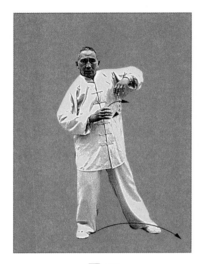
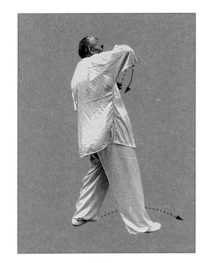

圖 76　　　　　　　　　圖 77

動兩臂向左轉動，右臂稍高於左臂（圖 77）；左腳向
左前走內八字步，仍以腰為軸，帶動兩臂向右轉動，左
臂稍高於右臂（圖 78）；右腳向左前走內八字步，以
腰為軸，帶動兩臂向左方轉動，右臂稍高於左臂（圖
79）；以雙肩為軸，上體向右後擰轉，頭頸向右後方上
仰，目視右後上方（圖 80）。以上手心均向下。

【動作要點】：

腰脊為軸，帶動四肢循環轉動，要以意領氣，做到
沉穩緩慢，不可呆滯鬆懈。走內八字步時，兩膝向下微
屈，每走一步兩臂轉動一次，左、右共走四步，上行下
隨。

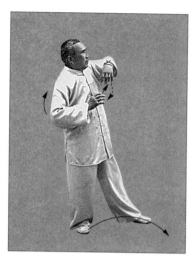

圖 78

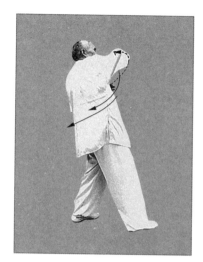

圖 79

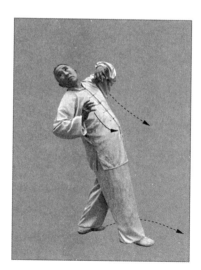

圖 80

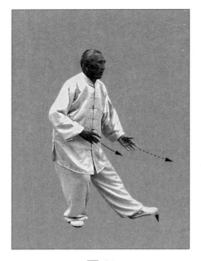

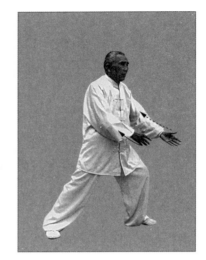

圖 81　　　　　　　　　　圖 82

第二十七勢　白熊探爪

　　左腳向左前上步，呈左虛步；雙手心相對置下腹前
（圖 81）；左腿前弓，呈左弓步；雙手向左前斜下方
走半圓形探出（圖 82）；重心後移；雙手向後拉回，
呈左虛步（圖 83）；重心前移，呈左弓步；雙手向左
前斜下方走半圓形探出（圖 84）；右腳向右前上步，
呈右虛步；雙手隨勢拉回（圖 85）；重心前移，右腿
前弓，呈右弓步；雙手向左前斜下走半圓形探出（圖
86）；重心後移，呈右虛步；雙手隨勢拉回（圖 87）；
重心前移，右腿弓出，呈右弓步；雙手向左前斜下方走
半圓形探出（圖 88）。

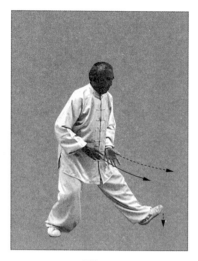

圖 83

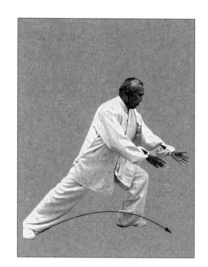

圖 84

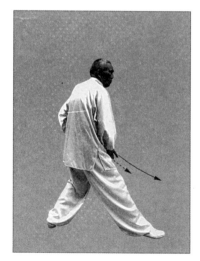

圖 85

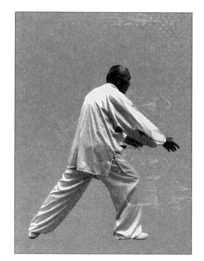

圖 86

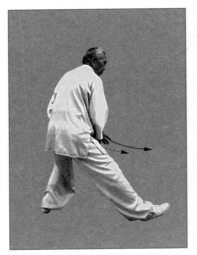
圖 87

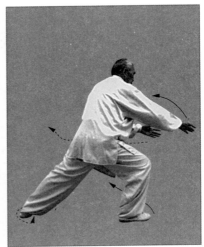
圖 88

【動作要點】：

以雙臂蓄勁帶動雙肩，畫圓探拉撼運，雙臂向前時為弓步，雙臂向後拉時，成虛步，左、右分別各畫半圓探拉兩次。

第二十八勢　東扛西靠

以左腳跟為軸、右腳向前上步轉 90°（停在左腳內側丁步）；雙臂蓄力，帶動右腳向斜右發勁，如起勢時面朝南，此動作應面朝西北方（圖 89）；仍以左腳跟為軸，右腳向前邁步 180°（停在左腳內側丁步）；雙臂蓄力，帶動右腳向斜右方發勁，面朝東南方（圖 90）；

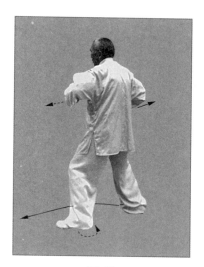

圖 89

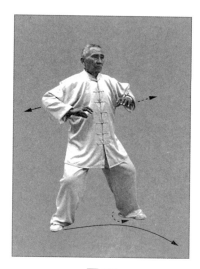

圖 90

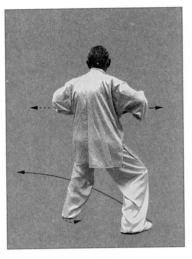

圖91

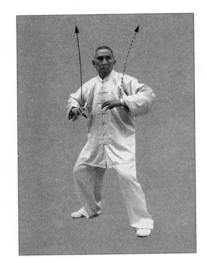

圖92

仍以左腳跟為軸，右腳向斜前邁步 90°（停在左腳內側丁步）；雙臂蓄力，帶動右腳向右方發勁，面朝東北方（圖 91）；仍以左腳跟為軸，右腳向前邁步 180°，停在左腳內側丁步；雙臂蓄力，帶動右腳向斜右方發勁，面朝西南方（圖 92）。

【動作要點】：

此動作是向四個斜角發勁，即：四隅，以左腳跟固定原地碾轉為中心，向四隅發勁扛靠，蓄勁於肩，力達於肘（「停在左腳內側丁步」是過渡勢，圖內未標明）。

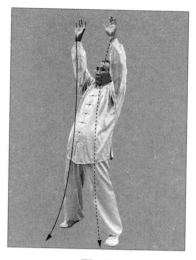
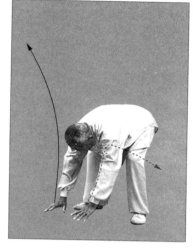

圖 93　　　　　　　　　　圖 94

第二十九勢　攀藤懸躍

　　上體直立，左腳稍向裡靠，比肩稍寬；雙掌徐徐向
上高舉上拔，腳跟提起，掌心向前，頭部上仰，做攀枝
狀，目視上方；上體繼續向後上仰，帶動雙掌後仰（圖
93）；然後上體向前平立，再徐徐向前躬腰至雙掌觸地
後，再徐徐起立（圖94）。

【動作要點】：

　　全身向上拔起引氣上行，前躬時引氣下沉，前躬後
仰要平穩緩慢躬仰自如。

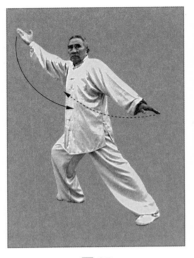
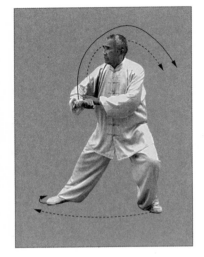

圖95　　　　　　　　　　圖96

第三十勢　側身撼搖

接上勢。右腳向右前上步，成右斜弓步；同時，兩手在胸前抱球，右手向右上分掌，手心向上；左手向左下分掌，手心向下；重心左移，右手握拳，向內屈肘，左手掌附於右肘內側；以右腳碾轉左腳向右前上步約135°；同時，滾肘向右上翻拳下擊，左手掌隨動作附在右肘裡側（圖95、圖96、圖97）。

【動作要點】：

翻肘轉體要同步運動，滾肘時雙臂要蓄力發勁。

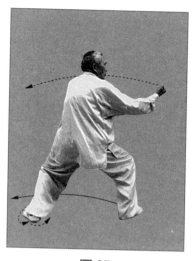

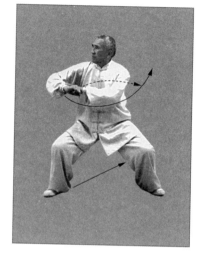

圖 97   圖 98

第三十一勢　反背扛靠

　　以左腳掌為軸向外碾轉，向左轉體的同時，右腳向右前上步 180°成斜馬步；同時，右臂蓄勁運肘向右翻肘扛靠，手心向下，左掌附在右肘內側助力，力達肘尖（圖 98）。

【動作要點】：

　　轉體運肘扛靠時，待馬步定勢後再向右發勁扛靠。左掌附在右肘內側助力。

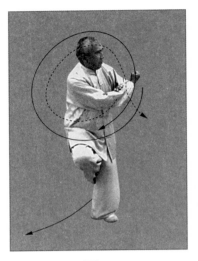

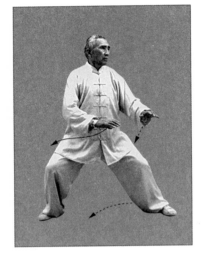

圖 99　　　　　　　　圖 100

第三十二勢　彈蹄揮掌

　　左腳站穩，右腳向左腿後承山穴處用腳背擊打後，以腳背勾緊，同時左腿屈膝微下蹲；右拳與勾腿同步，向左翻肘，手心向上彈擊，同時，用左手掌阻擊郄門穴處（圖 99）；然後，雙手變掌，由右下向右上畫圓，雙掌在胸前發勁按運；右腳撤步下落成斜馬步下沉；同時，雙掌在胸前下按，手心向下（圖 100）；然後起立；雙手徐徐下落。左腳收於右腳右側，與肩同寬，熊戲收勢。

【動作要點】：

彈蹄勾腿要彈準承山穴，手掌阻擊右臂要拍準郄門穴。

（五）鳥　戲

鶴立如松壽齡長，扶搖青雲任翱翔。
舒肝固腎理脾胃，通經活絡氣血暢。

【意境】：

意念身在蒼松翠柏的層林中，群鶴在嫻靜安逸的環境中踱步、憩息著，意想自己也和群鶴一樣共同在林邊踱步、瀟灑靜立。

第三十三勢　白鶴舒翼

兩臂向前平舉，與肩等高；兩膝微屈下蹲；雙掌下落至左右髖外，由外向裡翻掌，向胸前交叉，再分別向左右兩側平舉；同時屈膝下蹲，右小腿向裡彎曲，平行置於左腿梁丘穴上，腳心向左；手心向下，同時雙手做起伏擺動三次，雙目前視（圖101、圖102）。

【動作要點】：

隨著雙掌的伸展擺動，要以腕為軸，靈活自如，身

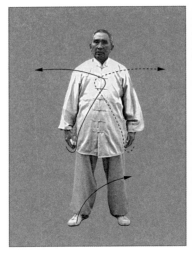

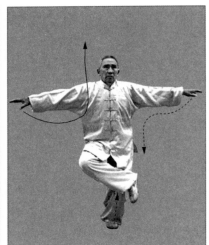

圖 101　　　　　　　　　圖 102

體隨勢緩緩起伏，要上行下隨緊密配合。獨立步要站穩，不可歪斜。

第三十四勢　鶴立如松

右腳下落，胸稍前挺，頭頸向上頂勁，目平視，身體重心移至右腳，左腳上提至右膝前腳尖下垂；同時，兩掌相合，右掌向上直伸、手心向上頂，左掌下落左髖旁，手心向下平按，手指向前；左腳徐徐下落站穩，右腳上提至左膝前、腳尖下垂；同時，兩掌左右分開再相合，左掌向上直伸，手心向上，右掌向下落至右髖旁，手心向下平按，手指向前，目視前方（圖 103、圖 104）。

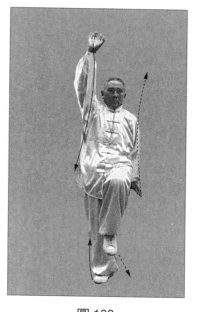

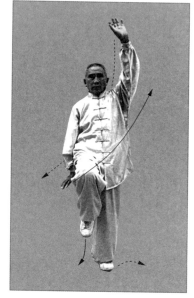

圖103　　　　　　　　　圖104

【動作要點】：

左、右提膝直立，要求平衡沉穩，不可左右擺動，左、右腿上提，左、右掌上伸、下按要協調一致，手掌要平直，不可歪斜。向上頂托要運力，向下按捺，要引氣下沉。

第三十五勢　鶴警晨光

1.右腳下落，左腳向左前上步，呈叉步，右腳跟提起，身體向左前傾斜；同時，雙掌在胸前交會，手心相

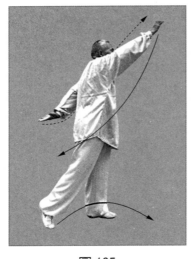

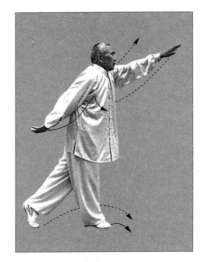

圖 105　　　　　　　　圖 106

對，右臂向左前斜伸，手心向下，左臂下落，向身後斜
下直伸，手心向上；全身協調用力，向左斜，成直線，
傾斜度要對稱，目稍仰視左前上方（圖 105）。

　　2. 稍定勢。右腳向左前上步，左腳跟提起，身體向
左前傾斜；同時，雙掌在胸前交會，手心相對，左臂向
上直伸，右臂下落，向身後斜下直伸；全身向左傾斜，
成斜線，傾斜角度相應對稱；左手心向下，右手心向
上，目仰視左前上方（圖 106）。

【動作要點】：

　　一腳站穩，另腳距地要平衡沉穩，不可動搖，上體
與後虛步要呈一條斜線，要協調一致，配合得當。

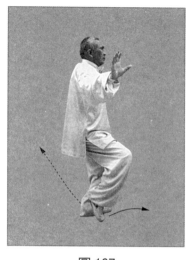

圖 107

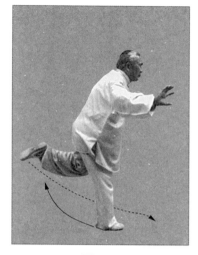

圖 108

第三十六勢　鶴翔凌空

1. 右腳向前走鶴步，於左腳內右丁步；兩掌左、右分開，掌心向外做起伏擺動三次（圖 107）。

2. 左腳站穩，右腳向前走鶴步上步，左腿向後上蹺離地，上體前俯；同時兩臂向左、右平直分開，手心向外，以肩、肘、腕關節為軸，柔和輕盈地擺動三次似鳥飛狀（圖 108）。

3. 左腿向前走鶴步站穩，重心移至左腿，右腿向後上蹺離地，上體前俯；同時，兩臂分別向左、右平直伸，手心向外，以肩、肘、腕關節為軸，柔和輕盈地擺動三次，似鳥飛狀（圖 109）。

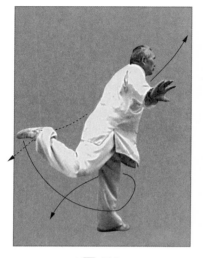
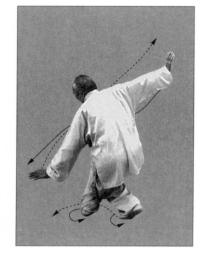

圖 109　　　　　　　　　圖 110

【動作要點】：

獨立步要站穩，不可左右歪斜。雙臂擺動，要以腕關節為軸，以腕力擺動，要輕盈柔和，節奏分明。走鶴步要大腿屈膝抬高再平步下落。左、右腿上蹺離地，腿彎曲約 90°。

第三十七勢　鳥伸鴟顧

1. 以左腳跟為軸，右腿向左甩出 90°，在左腿前蓋步下蹲，成左斜歇步；雙掌在胸前相合再向兩側分開，左臂向下斜，右臂向上斜成一條直線，手心向外，以腕為軸擺動雙手掌三次，目視左手（圖 110）。

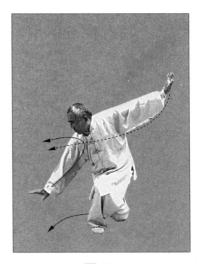

圖 111

2.起立，以兩腳掌為軸向左轉體 180°；右腿向左腿前蓋步下蹲成斜歇步；雙手在胸前相合，再分向兩側，右臂向斜下，左臂提高向斜上成一條直線，兩手心均向外，並以腕為軸擺動雙手掌三次，目視右手（圖 111）。

【動作要點】：

歇步下蹲與兩臂伸展要同步運行，要以手腕勁擺動雙掌，兩臂不可動搖。

第三十八勢　抖羽亮翅

右腳向右前走鶴步上步，呈右前弓步；雙臂向前，手心向下、向後，以肩關節為軸，從兩腋內翻轉向左右

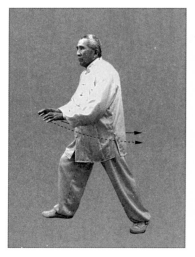 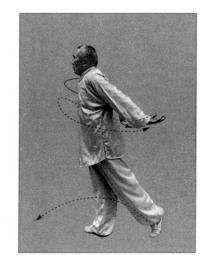

圖 112　　　　　　　　　圖 113

後方伸展，手心翻轉向上；上體前傾，右腿向前伸直，左腳尖點地，目視前上方（圖 112、圖 113）；左腿向左前走鶴步，左腿向前伸直，右腳尖點地；雙臂向前翻回平舉，再向裡、向下以肩關節為軸，從兩腋內翻轉向左右後方伸展，手心翻轉向上；上體前傾，目視前上方（圖 114）。

【動作要點】：

雙臂翻轉要靈活自如，伸展要瀟灑、大方，上體前傾不要突臀。上步用鶴步，即一腿屈膝抬起，再平步落地。

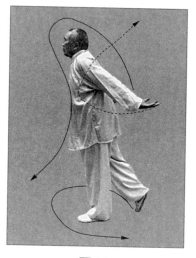

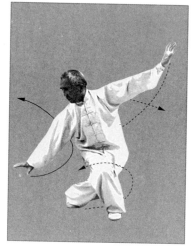

圖 114 圖 115

第三十九勢　飛鴻戲海

　　上體左轉 90°，同時右腳向左前方上步，成右弓步；兩手在胸前相合，再左手向左斜上方，右手在右斜下方，以兩手腕為軸，用腕力擺動三次，目視右下方（圖 115）。

【動作要點】：

　　雙臂要斜成一條直線，不可忽高忽低或一高一低。兩手用腕力擺動。

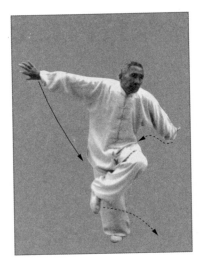

圖 116

第四十勢　獨立憩息

右腳站穩，屈膝下蹲，左小腿向裡彎曲，平行置於右腿梁丘穴上；同時，兩手在胸前相合，再由各自的腋內以雙肩為軸向外翻轉，手心向上，右臂高於左臂；上體稍下躬，頭向左上仰，目視左上方（圖 116）。

【動作要點】：

左小腿置於右大腿梁丘穴上，右腿屈膝要站穩，兩臂向後翻轉，手心向上，要向左右伸展，似大鵬展翅狀。

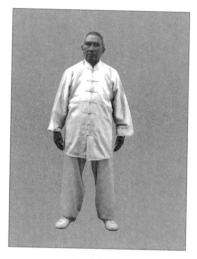

圖 117

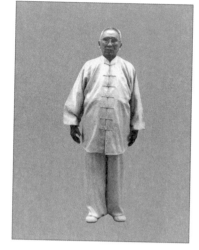

圖 118

收　勢

　　左腳下落，至右腳內側與肩寬，上體立直；兩臂收於胸前，向前伸直，徐徐下落，還原；左腳向右腳併攏。全套路收勢（圖117、圖118）。

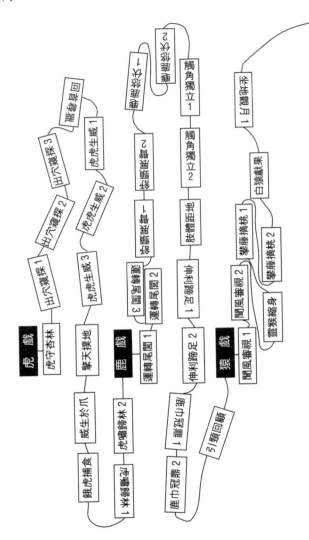

一、華佗五禽戲動作線路示意圖

北

附　錄

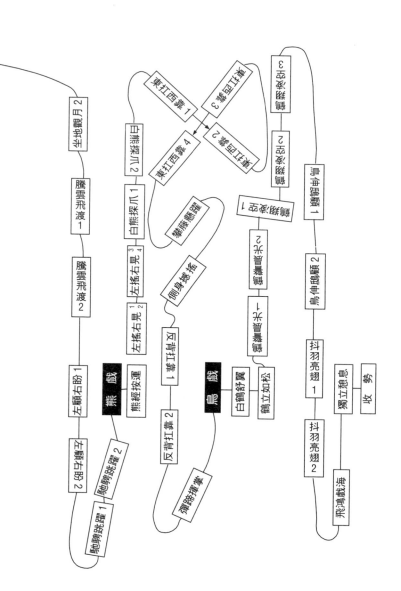

二、五禽與五行屬性關係歸類

五禽	虎	鹿	猿	熊	鳥
五行	水	木	火	土	金
五臟	腎	肝	心	脾	肺
六腑	膀胱	膽	小腸	胃	大腸
五官	耳	目	舌	口	鼻
形體	骨	筋	脈	肉	皮毛
情志	恐	怒	喜	思	悲
五視	強	斜	動	平	環
五味	鹹	酸	苦	甘	辛
五色	黑	青	赤	黃	白
五氣	寒	風	暑	濕	燥
五季	冬	春	夏	長夏	秋

後　記

　　東漢末年偉大醫學家華佗創編的《五禽戲》，千百年來使眾多演練者皆獲得身強體壯之益，故而盛傳至今。為繼承發展華佗五禽戲導引術神威，濟世眾人，使中國民族傳統文化遺產發揚光大，促進體育醫療事業蓬勃開展，遵循古本《五禽戲》原貌，進行深入研究探索，編寫出《古本新探華佗五禽戲》一書，承蒙人民體育出版社出版。

　　本書在編寫期間得到上海體育學院博士生導師虞定海先生、安徽醫科大學馬鳳閣教授及著名醫學、科學、力學、體育、武術等各界專家、學者的指導，特別是原中國武術研究院副院長、原中國武術協會副主席蔡龍雲教授親筆題詞，華佗紀念館名譽館長顏語先生作序，亳州市廣電局長、武協主席金漢文校審，以及華佗家鄉各界人士和武林好友的支持和關注，我的學生陳靜、楊玉萍、韓海燕協助工作，劉軍、張建剛攝影，謹此深切感謝！

　　由於作者水平有限，不足之處，在所難免，敬請專家、讀者指正。

劉時榮

大展出版社有限公司
品冠文化出版社

圖書目錄

地址：台北市北投區(石牌)　　　電話：　(02) 28236031
　　　致遠一路二段 12 巷 1 號　　　　　　28236033
郵撥：01669551＜大展＞　　　　　　　　28233123
　　　19346241＜品冠＞　　　　　傳真：　(02) 28272069

·少 年 偵 探· 品冠編號 66

1.	怪盜二十面相	（精）	江戶川亂步著	特價	189 元
2.	少年偵探團	（精）	江戶川亂步著	特價	189 元
3.	妖怪博士	（精）	江戶川亂步著	特價	189 元
4.	大金塊	（精）	江戶川亂步著	特價	230 元
5.	青銅魔人	（精）	江戶川亂步著	特價	230 元
6.	地底魔術王	（精）	江戶川亂步著	特價	230 元
7.	透明怪人	（精）	江戶川亂步著	特價	230 元
8.	怪人四十面相	（精）	江戶川亂步著	特價	230 元
9.	宇宙怪人	（精）	江戶川亂步著	特價	230 元
10.	恐怖的鐵塔王國	（精）	江戶川亂步著	特價	230 元
11.	灰色巨人	（精）	江戶川亂步著	特價	230 元
12.	海底魔術師	（精）	江戶川亂步著	特價	230 元
13.	黃金豹	（精）	江戶川亂步著	特價	230 元
14.	魔法博士	（精）	江戶川亂步著	特價	230 元
15.	馬戲怪人	（精）	江戶川亂步著	特價	230 元
16.	魔人銅鑼	（精）	江戶川亂步著	特價	230 元
17.	魔法人偶	（精）	江戶川亂步著	特價	230 元
18.	奇面城的秘密	（精）	江戶川亂步著	特價	230 元
19.	夜光人	（精）	江戶川亂步著	特價	230 元
20.	塔上的魔術師	（精）	江戶川亂步著	特價	230 元
21.	鐵人Q	（精）	江戶川亂步著	特價	230 元
22.	假面恐怖王	（精）	江戶川亂步著	特價	230 元
23.	電人M	（精）	江戶川亂步著	特價	230 元
24.	二十面相的詛咒	（精）	江戶川亂步著	特價	230 元
25.	飛天二十面相	（精）	江戶川亂步著	特價	230 元
26.	黃金怪獸	（精）	江戶川亂步著	特價	230 元

·生 活 廣 場· 品冠編號 61

1.	366 天誕生星	李芳黛譯	280 元
2.	366 天誕生花與誕生石	李芳黛譯	280 元
3.	科學命相	淺野八郎著	220 元
4.	已知的他界科學	陳蒼杰譯	220 元

5. 開拓未來的他界科學　　　　陳蒼杰譯　220 元
6. 世紀末變態心理犯罪檔案　　沈永嘉譯　240 元
7. 366 天開運年鑑　　　　　　林廷宇編著　230 元
8. 色彩學與你　　　　　　　　野村順一著　230 元
9. 科學手相　　　　　　　　　淺野八郎著　230 元
10. 你也能成為戀愛高手　　　　柯富陽編著　220 元
11. 血型與十二星座　　　　　　許淑瑛編著　230 元
12. 動物測驗—人性現形　　　　淺野八郎著　200 元
13. 愛情、幸福完全自測　　　　淺野八郎著　200 元
14. 輕鬆攻佔女性　　　　　　　趙奕世編著　230 元
15. 解讀命運密碼　　　　　　　郭宗德著　　200 元
16. 由客家了解亞洲　　　　　　高木桂藏著　220 元

・女醫師系列・ 品冠編號 62

1. 子宮內膜症　　　　　　　　國府田清子著　200 元
2. 子宮肌瘤　　　　　　　　　黑島淳子著　　200 元
3. 上班女性的壓力症候群　　　池下育子著　　200 元
4. 漏尿、尿失禁　　　　　　　中田真木著　　200 元
5. 高齡生產　　　　　　　　　大鷹美子著　　200 元
6. 子宮癌　　　　　　　　　　上坊敏子著　　200 元
7. 避孕　　　　　　　　　　　早乙女智子著　200 元
8. 不孕症　　　　　　　　　　中村春根著　　200 元
9. 生理痛與生理不順　　　　　堀口雅子著　　200 元
10. 更年期　　　　　　　　　　野末悅子著　　200 元

・傳統民俗療法・ 品冠編號 63

1. 神奇刀療法　　　　　　　　潘文雄著　200 元
2. 神奇拍打療法　　　　　　　安在峰著　200 元
3. 神奇拔罐療法　　　　　　　安在峰著　200 元
4. 神奇艾灸療法　　　　　　　安在峰著　200 元
5. 神奇貼敷療法　　　　　　　安在峰著　200 元
6. 神奇薰洗療法　　　　　　　安在峰著　200 元
7. 神奇耳穴療法　　　　　　　安在峰著　200 元
8. 神奇指針療法　　　　　　　安在峰著　200 元
9. 神奇藥酒療法　　　　　　　安在峰著　200 元
10. 神奇藥茶療法　　　　　　　安在峰著　200 元
11. 神奇推拿療法　　　　　　　張貴荷著　200 元
12. 神奇止痛療法　　　　　　　漆浩著　　200 元

・常見病藥膳調養叢書・ 品冠編號 631

1. 脂肪肝四季飲食　　　　　　蕭守貴著　200 元

2. 高血壓四季飲食	秦玖剛著	200 元
3. 慢性腎炎四季飲食	魏從強著	200 元
4. 高脂血症四季飲食	薛輝著	200 元
5. 慢性胃炎四季飲食	馬秉祥著	200 元
6. 糖尿病四季飲食	王耀獻著	200 元
7. 癌症四季飲食	李忠著	200 元
8. 痛風四季飲食	魯焰主編	200 元
9. 肝炎四季飲食	王虹等著	200 元
10. 肥胖症四季飲食	李偉等著	200 元
11. 膽囊炎、膽石症四季飲食	謝春娥著	200 元

·彩色圖解保健· 品冠編號 64

1. 瘦身	主婦之友社	300 元
2. 腰痛	主婦之友社	300 元
3. 肩膀痠痛	主婦之友社	300 元
4. 腰、膝、腳的疼痛	主婦之友社	300 元
5. 壓力、精神疲勞	主婦之友社	300 元
6. 眼睛疲勞、視力減退	主婦之友社	300 元

·心 想 事 成· 品冠編號 65

1. 魔法愛情點心	結城莫拉著	120 元
2. 可愛手工飾品	結城莫拉著	120 元
3. 可愛打扮 & 髮型	結城莫拉著	120 元
4. 撲克牌算命	結城莫拉著	120 元

·熱 門 新 知· 品冠編號 67

1. 圖解基因與 DNA	（精）	中原英臣 主編	230 元
2. 圖解人體的神奇	（精）	米山公啟 主編	230 元
3. 圖解腦與心的構造	（精）	永田和哉 主編	230 元
4. 圖解科學的神奇	（精）	鳥海光弘 主編	230 元
5. 圖解數學的神奇	（精）	柳谷晃 著	250 元
6. 圖解基因操作	（精）	海老原充 主編	230 元
7. 圖解後基因組	（精）	才園哲人 著	230 元

·法律專欄連載· 大展編號 58

台大法學院　　　法律學系／策劃
　　　　　　　　　法律服務社／編著

1. 別讓您的權利睡著了(1)		200 元
2. 別讓您的權利睡著了(2)		200 元

·武 術 特 輯· 大展編號 10

1.	陳式太極拳入門	馮志強編著	180 元
2.	武式太極拳	郝少如編著	200 元
3.	練功十八法入門	蕭京凌編著	120 元
4.	教門長拳	蕭京凌編著	150 元
5.	跆拳道	蕭京凌編譯	180 元
6.	正傳合氣道	程曉鈴譯	200 元
7.	~~圖解雙節棍~~	~~陳銘遠著~~	~~150 元~~
8.	格鬥空手道	鄭旭旭編著	200 元
9.	實用跆拳道	陳國榮編著	200 元
10.	武術初學指南	李文英、解守德編著	250 元
11.	泰國拳	陳國榮著	180 元
12.	中國式摔跤	黃 斌編著	180 元
13.	太極劍入門	李德印編著	180 元
14.	太極拳運動	運動司編	250 元
15.	太極拳譜	清・王宗岳等著	280 元
16.	散手初學	冷 峰編著	200 元
17.	南拳	朱瑞琪編著	180 元
18.	吳式太極劍	王培生著	200 元
19.	太極拳健身與技擊	王培生著	250 元
20.	秘傳武當八卦掌	狄兆龍著	250 元
21.	太極拳論譚	沈 壽著	250 元
22.	陳式太極拳技擊法	馬 虹著	250 元
23.	三十四式 太極劍	闞桂香著	180 元
24.	楊式秘傳 129 式太極長拳	張楚全著	280 元
25.	楊式太極拳架詳解	林炳堯著	280 元
26.	華佗五禽劍	劉時榮著	180 元
27.	太極拳基礎講座：基本功與簡化 24 式	李德印著	250 元
28.	武式太極拳精華	薛乃印著	200 元
29.	陳式太極拳拳理闡微	馬 虹著	350 元
30.	陳式太極拳體用全書	馬 虹著	400 元
31.	張三豐太極拳	陳占奎著	200 元
32.	中國太極推手	張 山主編	300 元
33.	48 式太極拳入門	門惠豐編著	220 元
34.	太極拳奇人奇功	嚴翰秀編著	250 元
35.	心意門秘籍	李新民編著	220 元
36.	三才門乾坤戊己功	王培生編著	220 元
37.	武式太極劍精華 +VCD	薛乃印編著	350 元
38.	楊式太極拳	傅鐘文演述	200 元
39.	陳式太極拳、劍 36 式	闞桂香編著	250 元
40.	正宗武式太極拳	薛乃印著	220 元
41.	杜元化＜太極拳正宗＞考析	王海洲等著	300 元

42. <珍貴版>陳式太極拳　　　　　　　　沈家楨著　280 元
43. 24 式太極拳＋VCD　　中國國家體育總局著　350 元
44. 太極推手絕技　　　　　　　　　　　安在峰編著　250 元
45. 孫祿堂武學錄　　　　　　　　　　　孫祿堂著　300 元
46. <珍貴本>陳式太極拳精選　　　　　　馮志強著　280 元
47. 武當趙堡太極拳小架　　　　　　　　鄭悟清傳授　250 元
48. 太極拳習練知識問答　　　　　　　　邱丕相主編　220 元
49. 八法拳　八法槍　　　　　　　　　　武世俊著　220 元
50. 地趟拳＋VCD　　　　　　　　　　　張憲政著　350 元
51. 四十八式太極拳＋VCD　　　　　楊　靜演示　400 元
52. 三十二式太極劍＋VCD　　　　　楊　靜演示　300 元
53. 隨曲就伸 中國太極拳名家對話錄　　余功保著　300 元
54. 陳式太極拳五功八法十三勢　　　　　闞桂香著　200 元
55. 六合螳螂拳　　　　　　　　　　　　劉敬儒等著　280 元
56. 古本新探華佗五禽戲　　　　　　　　劉時榮編著　180 元
57. 陳式太極拳養生功＋VCD　　　　　　陳正雷著　350 元
58. 中國循經太極拳二十四式　　　　　　李兆生著　280 元
59. <珍貴本>太極拳研究　　　　唐豪·顧留馨著　250 元
60. 中國跆拳道實戰 100 例　　　　　　　岳維傳著　220 元

·彩色圖解太極武術· 大展編號 102

1.　太極功夫扇　　　　　　　　　　　李德印編著　220 元
2.　武當太極劍　　　　　　　　　　　李德印編著　220 元
3.　楊式太極劍　　　　　　　　　　　李德印編著　220 元
4.　楊式太極刀　　　　　　　　　　　王志遠著　220 元
5.　二十四式太極拳（楊式）＋VCD　　李德印編著　350 元
6.　三十二式太極劍（楊式）＋VCD　　李德印編著　350 元
7.　四十二式太極劍＋VCD　　　　　　李德印編著　350 元
8.　四十二式太極拳＋VCD　　　　　　李德印編著　350 元
9.　16 式太極拳 18 式太極劍＋VCD　　崔仲三著　350 元
10. 楊氏 28 式太極拳＋VCD　　　　　　趙幼斌著　350 元

·國際武術競賽套路· 大展編號 103

1.　長拳　　　　　　　　　　　　　　李巧玲執筆　220 元
2.　劍術　　　　　　　　　　　　　　程慧琨執筆　220 元
3.　刀術　　　　　　　　　　　　　　劉同為執筆　220 元
4.　槍術　　　　　　　　　　　　　　張躍寧執筆　220 元
5.　棍術　　　　　　　　　　　　　　殷玉柱執筆　220 元

·簡化太極拳· 大展編號 104

1.　陳式太極拳十三式　　　　　　　　陳正雷編著　200 元

2. 楊式太極拳十三式　　　　　　楊振鐸編著　200 元
3. 吳式太極拳十三式　　　　　　李秉慈編著　200 元
4. 武式太極拳十三式　　　　　　喬松茂編著　200 元
5. 孫式太極拳十三式　　　　　　孫劍雲編著　200 元
6. 趙堡式太極拳十三式　　　　　王海洲編著　200 元

・中國當代太極拳名家名著・ 大展編號 106

1. 太極拳規範教程　　　　　　　李德印著　550 元
2. 吳式太極拳詮真　　　　　　　王培生著　500 元
3. 武式太極拳詮真　　　　　　　喬松茂著　420 元

・名師出高徒・ 大展編號 111

1. 武術基本功與基本動作　　　　劉玉萍編著　200 元
2. 長拳入門與精進　　　　　　　吳彬等著　220 元
3. 劍術刀術入門與精進　　　　　楊柏龍等著　220 元
4. 棍術、槍術入門與精進　　　　邱丕相編著　220 元
5. 南拳入門與精進　　　　　　　朱瑞琪編著　220 元
6. 散手入門與精進　　　　　　　張山等著　220 元
7. 太極拳入門與精進　　　　　　李德印編著　280 元
8. 太極推手入門與精進　　　　　田金龍編著　220 元

・實用武術技擊・ 大展編號 112

1. 實用自衛拳法　　　　　　　　溫佐惠著　250 元
2. 搏擊術精選　　　　　　　　　陳清山等著　220 元
3. 秘傳防身絕技　　　　　　　　程崑彬著　230 元
4. 振藩截拳道入門　　　　　　　陳琦平著　220 元
5. 實用擒拿法　　　　　　　　　韓建中著　220 元
6. 擒拿反擒拿 88 法　　　　　　韓建中著　250 元
7. 武當秘門技擊術入門篇　　　　高翔著　250 元
8. 武當秘門技擊術絕技篇　　　　高翔著　250 元

・中國武術規定套路・ 大展編號 113

1. 螳螂拳　　　　　　　　　　　中國武術系列　300 元
2. 劈掛拳　　　　　　　　　　　規定套路編寫組　300 元
3. 八極拳　　　　　　　　　　　國家體育總局　250 元
4. 木蘭拳　　　　　　　　　　　國家體育總局　230 元

・中華傳統武術・ 大展編號 114

1. 中華古今兵械圖考　　　　　　裴錫榮主編　280 元

2. 武當劍　　　　　　　　　　　　陳湘陵編著　　200 元
3. 梁派八卦掌（老八掌）　　　　　李子鳴遺著　　220 元
4. 少林 72 藝與武當 36 功　　　　裴錫榮主編　　230 元
5. 三十六把擒拿　　　　　　　　佐藤金兵衛主編　200 元
6. 武當太極拳與盤手 20 法　　　　裴錫榮主編　　220 元

・少 林 功 夫・大展編號 115

1. 少林打擂秘訣　　　　　　　　德虔、素法編著　300 元
2. 少林三大名拳 炮拳、大洪拳、六合拳　門惠豐等著　200 元
3. 少林三絕 氣功、點穴、擒拿　　　德虔編著　　300 元
4. 少林怪兵器秘傳　　　　　　　　素法等著　　250 元
5. 少林護身暗器秘傳　　　　　　　素法等著　　220 元
6. 少林金剛硬氣功　　　　　　　　楊維編著　　250 元
7. 少林棍法大全　　　　　　　　德虔、素法編著　250 元
8. 少林看家拳　　　　　　　　　德虔、素法編著　250 元
9. 少林正宗七十二藝　　　　　　德虔、素法編著　280 元
10. 少林瘋魔棍闡宗　　　　　　　　馬德著　　　250 元
11. 少林正宗太祖拳法　　　　　　　高翔著　　　280 元

・原地太極拳系列・大展編號 11

1. 原地綜合太極拳 24 式　　　　　胡啟賢創編　　220 元
2. 原地活步太極拳 42 式　　　　　胡啟賢創編　　200 元
3. 原地簡化太極拳 24 式　　　　　胡啟賢創編　　200 元
4. 原地太極拳 12 式　　　　　　　胡啟賢創編　　200 元
5. 原地青少年太極拳 22 式　　　　胡啟賢創編　　220 元

・道 學 文 化・大展編號 12

1. 道在養生：道教長壽術　　　　　郝勤等著　　250 元
2. 龍虎丹道：道教內丹術　　　　　郝勤著　　　300 元
3. 天上人間：道教神仙譜系　　　　黃德海著　　250 元
4. 步罡踏斗：道教祭禮儀典　　　　張澤洪著　　250 元
5. 道醫窺秘：道教醫學康復術　　　王慶餘等著　250 元
6. 勸善成仙：道教生命倫理　　　　李剛著　　　250 元
7. 洞天福地：道教宮觀勝境　　　　沙銘壽著　　250 元
8. 青詞碧簫：道教文學藝術　　　　楊光文等著　250 元
9. 沈博絕麗：道教格言精粹　　　　朱耕發等著　250 元

・易 學 智 慧・大展編號 122

1. 易學與管理　　　　　　　　　　余敦康主編　250 元
2. 易學與養生　　　　　　　　　　劉長林等著　300 元

3. 易學與美學	劉綱紀等著	300 元
4. 易學與科技	董光壁著	280 元
5. 易學與建築	韓增祿著	280 元
6. 易學源流	鄭萬耕著	280 元
7. 易學的思維	傅雲龍等著	250 元
8. 周易與易圖	李申著	250 元
9. 中國佛教與周易	王仲堯著	350 元
10. 易學與儒學	任俊華著	350 元
11. 易學與道教符號揭秘	詹石窗著	350 元

・神 算 大 師・ 大展編號 123

1. 劉伯溫神算兵法	應涵編著	280 元
2. 姜太公神算兵法	應涵編著	280 元
3. 鬼谷子神算兵法	應涵編著	280 元
4. 諸葛亮神算兵法	應涵編著	280 元

・鑑 往 知 來・ 大展編號 124

| 1. 《三國志》給現代人的啟示 | 陳羲主編 | 220 元 |
| 2. 《史記》給現代人的啟示 | 陳羲主編 | 220 元 |

・秘傳占卜系列・ 大展編號 14

1. 手相術	淺野八郎著	180 元
2. 人相術	淺野八郎著	180 元
3. 西洋占星術	淺野八郎著	180 元
4. 中國神奇占卜	淺野八郎著	150 元
5. 夢判斷	淺野八郎著	150 元
6. 前世、來世占卜	淺野八郎著	150 元
7. 法國式血型學	淺野八郎著	150 元
8. 靈感、符咒學	淺野八郎著	150 元
9. 紙牌占卜術	淺野八郎著	150 元
10. ESP 超能力占卜	淺野八郎著	150 元
11. 猶太數的秘術	淺野八郎著	150 元
12. 新心理測驗	淺野八郎著	160 元
13. 塔羅牌預言秘法	淺野八郎著	200 元

・趣味心理講座・ 大展編號 15

1. 性格測驗（1） 探索男與女	淺野八郎著	140 元
2. 性格測驗（2） 透視人心奧秘	淺野八郎著	140 元
3. 性格測驗（3） 發現陌生的自己	淺野八郎著	140 元
4. 性格測驗（4） 發現你的真面目	淺野八郎著	140 元

國家圖書館出版品預行編目資料

＜古本新探＞華佗五禽戲／劉時榮　編著
──初版，──臺北市，大展，2004〔民 93〕
面；21 公分，──（武術特輯；56）
ISBN 957-468-305-2（平裝）

1.運動與健康

411.7　　　　　　　　　　　　　　　93006050

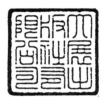

北京人民體育出版社授權中文繁體字版

＜古本新探＞**華佗五禽戲**　　　ISBN 957-468-305-2

編　　著／劉　時　榮
責任編輯／白　　豔
發 行 人／蔡　森　明
出 版 者／大展出版社有限公司
社　　址／台北市北投區（石牌）致遠一路 2 段 12 巷 1 號
電　　話／（02）28236031・28236033・28233123
傳　　眞／（02）28272069
郵政劃撥／01669551
網　　址／www.dah-jaan.com.tw
E – mail ／ service@dah-jaan.com.tw
登 記 證／局版臺業字第 2171 號
承 印 者／高星印刷品行
裝　　訂／協億印製廠股份有限公司
排 版 者／弘益電腦排版有限公司
初版 1 刷／2004 年（民 93 年）7 月

定　價／180 元

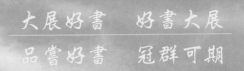

大展好書　好書大展
品嘗好書　冠群可期

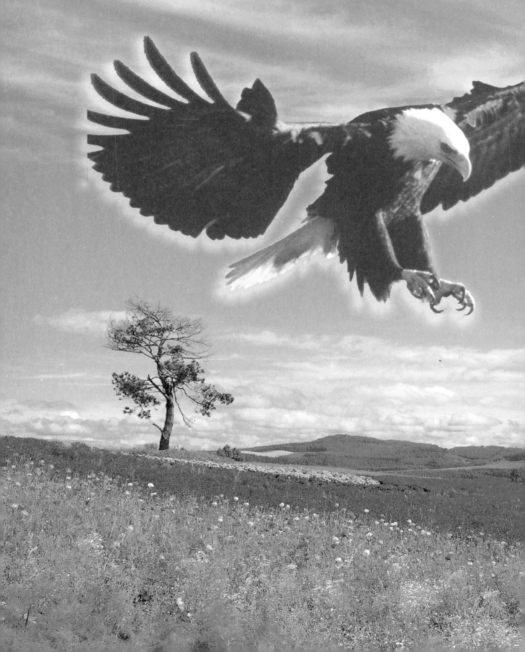